# 妊娠体質になる体の温め方

妊活のための 生活習慣 食生活 マッサージ

アスカクリニカルサロン 小野里 勉・著
杉山産婦人科 中川浩次・監修

実業之日本社

# はじめに　～なぜ「冷え」が妊娠を望む人にとって悪いのか

「脚が痛くなるほど、むくみます」

「体が滞《とどこお》っている感じがして、とにかく汗を出してスッキリしたい」

「休みには、外に出るのがおっくうなくらい疲れています」

「体重が増えるばかりです」

私のリラクゼーションサロンには、日々さまざまな悩みを抱えた人が足を運んできます。そしてここ最近、特に気になっているのが、

「赤ちゃんが欲しいのに、なかなか授かることができない」

といった切実な悩みを抱えるお客様が増えている点です。そのような方々のお話をうかがったり、様子を見て感じる共通点は、「ご自身が冷え性であることに、あまりにも自覚がない」ということ。

昔から、「頭寒足熱《ずかんそくねつ》」と言われますが、これは「足先は温かく、頭は冷えた状態が

体にとって最適な環境である」ということを示しています。ところが、私のサロンへ駆け込むお客様の足先は、触れてみると季節を問わずにキンキンに冷えきっている人ばかりなのです。

実は理想的な平熱とは、36・5℃〜37℃。この状態であれば、新陳代謝《しんちんたいしゃ》が活発に働き、いつでも体と心を快適に保つことができます。したがって、体調不良や病気にかかりにくいとされています。

ところが今や、平熱が35℃台前半という低い体温の女性も珍しくはありません。

私は施術《せじゅつ》を通じ、体の悩みを抱えたり、赤ちゃんを授かりたいけれど望みが叶わなかったり、といった女性の根本的な原因の多くは、この「冷え」からきているとの結論に達しました。

さて次に、妊娠を待ち望んでいるお客様との会話の中で、気づいた点について触れてみたいと思います。

妊娠に至るまでには、いくつかの過程を経験します。

最初は自然妊娠ですね。

赤ちゃんを授かりたいと考えて、数カ月間挑戦するもなかなか叶わない人は、不妊クリニックの門をたたきます。そして検査をし特に問題がないと診断をされた人は、排卵期の指導を受けるタイミング法から始めていきます。

この時点に私のところへ通うお客様は総じて、「なかなかできなくて……」と、わりと柔らかな表情をされています。

年齢にもよるかとは思いますが、そうしたお客様へは、「体を冷やさないように緩《ゆる》めて、バランスのよい栄養あるものを摂ってくださいね」と、安心感を持続できるようなエールを贈ります。

その次の段階では、生殖医療を受ける決断をして、体外受精などに臨《のぞ》まれるお客様です。

「次の週に受けるんです……」

不安と期待に戸惑う姿が見受けられます。

そんな時、私はいつでも、「大丈夫ですよ、願いは叶いますから……」「リラックスしてくださいね」と、とにもかくにも、気持ちが和《なご》むようにお声がけをしています。

そして、数回にわたって妊娠に挑《いど》まれている人です。

こうしたお客様の中には、あちらこちらへと病院ショッピングにいそしむケースも少なくありません。

不安と焦《あせ》りが募《つの》ることで気持ちがいっぱいになり、「自分だけが何か特別なのではないか……！」と、体も硬くこわばっている人もいます。

心と体は表裏一体です。

本当であれば、最も心穏やかに過ごさなければならない時期であるはずなのに、自らをどんどん追い込み、赤ちゃんを受け入れにくい体を作ってしまっているといっても過言ではありません。

ご本人でないと、そのような苦しみや痛みは計り知れないものかもしれません。

それでも、「温かくして、希望を強く抱いてくださいね」と、真心込めてお伝えします。

私のサロンでは、遠赤外線温活マットを使用し、全身を心地よく温めながらリンパトリートメントを施《ほどこ》します。

こうしてお話をするうちに、どのお客様も心のわだかまりが溶けて、みるみる心と体が緩んでいくのがわかります。

赤ちゃんは硬いベッドより、ふかふかで柔らかなお母さんのお腹が好きなのですね。

このような経験から、妊娠体質を導くためには温かな体と心が必要であることを実感しました。

それでは実際に、これから提唱する温活が妊娠とどのように結びついているのか、医学的な見解を杉山産婦人科生殖医療科に携《たずさ》わる中川浩次先生の協力を仰ぎ、本書で解き明かしていこうかと思います。

杉山産婦人科は東京都世田谷区と千代田区丸の内の2カ所にあり、質の高い生殖医療が受けられる施設として有名なクリニックです。「Ｅｖｅｒｙ Ｐａｔｉｅｎｔ ｈｅｒｅ ｉｓ ａ ＶＩＰ＝当院のお客様はすべてＶＩＰです」といった理念を掲げ、ホテルのような内観と行き届いた接遇、そして安心・安全な医療により多くの著名人も利用されています。

年間の治療実績は８０００例にも及び、日本でも有数の高い妊娠率を誇っています。

私自身もすでに四半世紀にわたってお世話になっており、サロンに来られるお客様も信頼してご紹介しています。

今やたくさんの女性の心身にトラブルを与えている「冷え」。では、いったい「冷え」を改善するには、どうしたらよいのでしょうか。

その答えはもちろん、日々の運動、バランスのよい食事、きちんとした生活習慣を身につけることが大切なのは言うまでもありません。

しかし、この多忙な時代、毎日時間に追われ、とてもそこまでは手が回らないという人がほとんどではないでしょうか。

本書で提案するのは、慢性的な冷えを効率よく改善し、「妊娠体質になるための体の温め方」です。

朝の目覚めから夜に床《とこ》へつくまで、誰でも簡単に体を温められる「温活」を考案しました。これまで「冷え」により、長年悩まされ続けてきた不調がラクになるばかりか、心身を緩めることで妊娠へと導く、魔法のような方法です。「温活」を実践することによって、溜《た》まった老廃物をすっかり排泄できます。

やり方はいたって簡単。寝ながらの姿勢でもできるストレッチやマッサージ、また手軽に作れる「温活レシピ」も紹介し、食事により体を芯から温める方法を実践していきます。

基本は午前中にたっぷりと体を温めて、午後はゆっくり過ごすスケジュールになっています。

わずか1日の「温活」を終えれば、体と心は、これまでに体験したことがないような爽快感を得ることができるはずです。

本書では、Chapter1では妊娠のメカニズムを、Chapter2では「温活」にあたり1日のスケジュールを紹介しています。Chapter3では、朝起きてから午前9時ごろまでの「朝」の温活の実践方法、Chapter4では、その後の「午前中」の温活、そしてChapter5で午後の過ごし方を紹介していきます。

早速今週から、「妊娠体質になるための体の温め方」を実行して、待ち望む妊娠を叶えてください。

目次

Chapter 3

## 実践!「妊娠体質になるための1日たっぷり温活」①
# 朝の温活

## Chapter4 実践！「妊娠体質になるための1日たっぷり温活」② 午前中の温活

装幀　田中玲子（ムーブエイト）
本文デザイン・DTP　ラッシュ
装幀イラスト・本文イラスト　小野里晴佳

*Chapter 1*

# 不妊治療専門医が語る
# 妊娠できる人、できない人

杉山産婦人科
中川浩次

## 不妊の原因～男性側と女性側にそれぞれある

一般的に不妊症の定義は、通常に夫婦生活が営《いとな》まれていることを前提において、結婚してから1年以上妊娠が成立しない状態を指します。杉山産婦人科に受診される患者様の平均年齢は、おおむね34歳。しかしここ最近、20歳代の若いカップルの受診も増えてきているのが目立ちます。それも結婚（あるいは同居）してからの月日が短いカップルが多くを占めます。

では、不妊の原因は何が多いのでしょうか？

受診するカップルの約4割は、器質的（物理的）な異常は認められません。すなわち、**体の機能に問題があるのではなく、「明らかに妊娠へとつながるためのＳＥＸができていない、またタイミングが取れていない」ということ。**これが実情なのです。

杉山産婦人科の不妊治療では、まず始めにカウンセリングを行ないます。その際に指導するのが、「ＳＥＸの回数が少ないから妊娠しないのですよ。可能であれば１カ月に5回以上ＳＥＸを試みてください」と行為の回数を増やすことを求めます。

しかし、現代社会において、ＳＥＸの回数を増やすことはそうそう簡単なことではありません。そういったケースでは患者様に、「1カ月に5回以上ＳＥＸできますか？もしできないのであれば、我々がお手伝いすることも可能ですよ」と単刀直入に申し伝えます。

ＳＥＸの回数が少ない原因は、男性側にも問題があるように見受けられます。というのも、勃起しない、勃起が持続しないなどで悩んでいるカップルも多く、夫婦生活にとっては深刻な悩みとなっています。

さらに男性による不妊の原因としてあげられる近年の傾向としては、精子の運動率低下や射精精液量が少ないという点です。

これらは、男性の「性欲」に関係があるとも考えられています。昔に比べて近年はインターネットやゲームなどの普及により、精神的なストレスを発散する方法がたくさんあります。そのため、ＳＥＸそのものへの興味や関心が薄れてきているからです。

性的興奮をしなくてもストレスを解消できるため、射精の回数そのものも少なくなります。射精頻度が少なければ、精子の運動率も下がります。精子は精巣で毎日作られているので、これらの精子を解放して出してあげない（射精しない）と、古い精子は男性の体内で溜まる一方になります。体内に残る精子は、産生されてからの日数が経過することでその運動性を失い、動けなくなります。

こうした悪循環が、精子の質や機能を低下させているのです。患者様にはそのような話をしながら、まずは系統的な検査から始めていきます。

一方、不妊の原因となりうる女性側の問題あげてみましょう。

月経・排卵・着床の周辺時期は、体温やホルモン値、感情などの変化が見られます。これらを詳細にチェックしながら、ＳＥＸのタイミング（排卵日とその翌日にＳＥＸを指導）について、3〜6カ月間にわたり指導します。もちろん、卵管の機能や精子の数が正常であることを前提としての指導となります。

## 不妊の主な原因

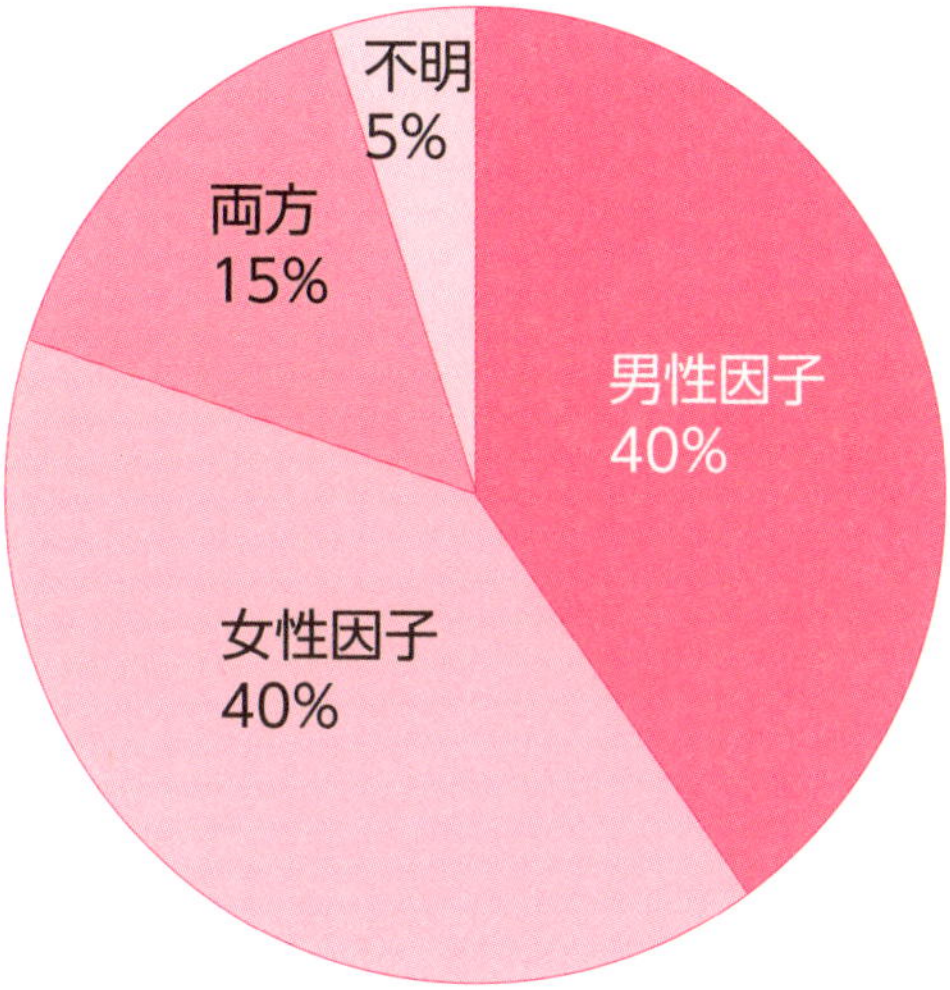


**女性因子**

- 内分泌・排卵因子
- 卵管因子
- 子宮因子

**男性因子**

- 造精機能障害
- 乏精子症
- 精子能力症
- 無精子症

## 受精のメカニズム～受精しやすいのはたった2日間

妊娠するには受精しなければいけません。この受精に対して、誤った考えが横行しています。それが不妊の主な原因になっているのです。

排卵は夜中から朝方に起こることが多いのをご存じでしょうか？

受精には精子が卵管で待ち伏せする必要があります。このメカニズムについて、系統立ててお話ししましょう。

精子は、おたまじゃくしのような形をしており、その頭の部分には大切な遺伝情報がたくさん入っています。この大切な部分を保護するために、精子はヘルメットをかぶっていると想像してみてください。卵子と出会うためには、精子自身でこのヘルメットを脱がなくてはなりません。これを「アクロゾームリアクション」と言います。

ヘルメットを脱いだ精子は、だいたい12時間経《た》つと死んでしまうため、脱いでからできるだけ早く卵に出会う必要があります。出会わなければ、死滅し、受精できなくなってしまうからです。

よく精子は1週間生きているから大丈夫、と言う方がいます。これは誤った認識です。確かに生きてはいますが、受精する能力を有してないものばかりになってしまうからです。

最近では、妊娠可能期間を示すアプリがよく利用されています。これらは排卵前後の1週間程度の日数を表示してくれます。この期間であれば、妊娠しやすいと。そのため**アプリを利用するご夫婦は、その1週間だったらどこでも妊娠すると思ってしまいがちです。**したがって、「この日は私は飲み会だからダメ…、俺はこの日は残業で遅くなるよ…、じゃあ、この日にしよう」と、結局2人の都合が優先され、排卵日を逃してしまうケースが目立ちます。厳しい言い方かもしれませんが、「排卵2日前にSEXしたから今月は大丈夫！」と安心しきってしまうことは、避妊に等しいとも言えるのです。

このような**生理的仕組みから、受精するには、排卵日とその翌日の2日間、連続で**

**SEXをし、卵管で待ち伏せしている精子の集団が必要ということです。**よく排卵日の前日と排卵日当日のSEXが妊娠しやすいと言われますが、本当に受精に寄与する精子は排卵日当日（厳密にいえば排卵する数時間前）の精子です。排卵日前日と排卵日の場合、排卵日前日のSEXで、一番大切な排卵日当日の精液量や精子濃度が減少してしまうカップルもいるかもしれません。これでは本末転倒です。なので、産婦人科医の指導としては排卵日当日と翌日としています。

SEXの時間帯としては、朝方に排卵する傾向が高いことから、その前夜がベストタイムです。排卵直前に射精された精子は、卵管でヘルメットを脱いだ状態で卵子を待ち伏せしていて、朝方のほどよいタイミングで卵子と出会えば、妊娠に至りやすいというわけです。

## 妊娠しやすい期間

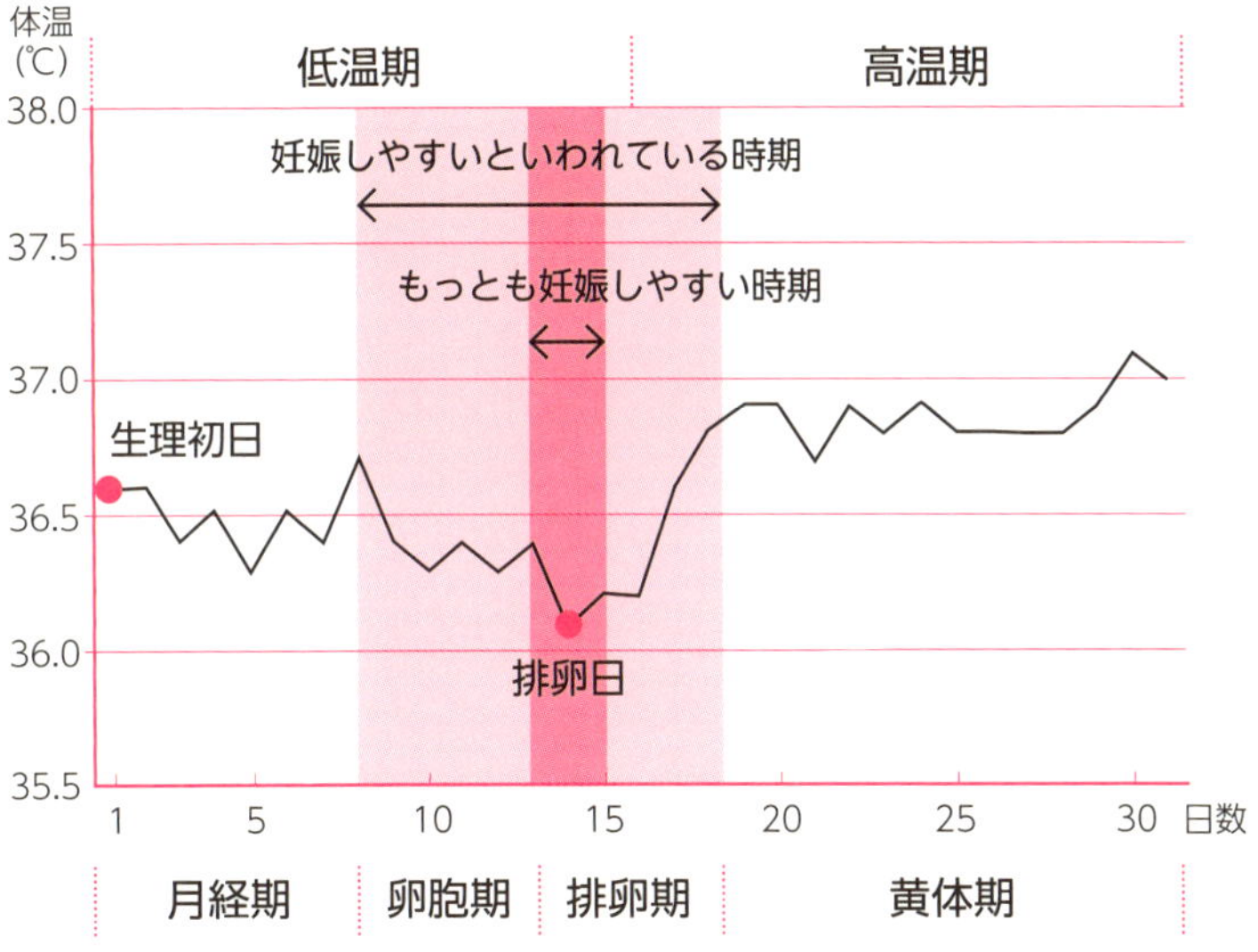
体温
(℃)
低温期
高温期
38.0
37.5
37.0
36.5
36.0
35.5
妊娠しやすいといわれている時期
もっとも妊娠しやすい時期
生理初日
排卵日
1
5
10
15
20
25
30
日数
月経期
卵胞期
排卵期
黄体期

## 不妊に悩んでいる女性の特徴

さて、私の適切な指導を実行された方は、4割程度の割合で自然妊娠（タイミング指導で妊娠）します。そして残りの6割の方々には、何らかの医療介入が必要となります。

では、最終的に妊娠に至る確率はどのぐらいでしょうか。

**1年以上通院された30歳代の方で約9割、40歳代でも4割近くの方が少なくとも1回は妊娠します。**しかし、実際にその中で赤ちゃんを産んで一緒に帰ることができるのは、50～70％程度になります。

ではここで、これまで数多くの患者さんと接してきて、不妊に悩んでいる女性の特徴についてお話しましょう。

## ①「〜しすぎる」ということ

これは自分を病人と思い込んでしまい、食事でもよいものを選びすぎる、サプリの摂取を含めて、妊娠によいと言われているようなすべてのことをやりすぎる点にあります。中には神経質になり、妊娠に関する調べ物をしすぎるがゆえに、医師の指示を聞かずに自分の意見を押し通す方もいます。これは取捨選択する能力がないにも関わらず、インターネットなどの莫大な情報にどっぷりと入ってしまい、その波におぼれてしまっているような状態。サプリに関しては、医学的に裏づけされた証拠がないのに、効かないものを飲みすぎることが問題となります。

そういった方々に申し上げたいのは、気張りすぎず、もう少し肩の力を抜いてラクな姿勢で妊娠に臨《のぞ》んでいただきたい、ということです。

## ②身体の冷え

冷えには大きく分けて手足など末梢の冷えと、お腹まわりの臓器の冷えの2通りがあります。

手足の冷えは末梢の血管を狭めます。狭まると血流が滞《とどこお》り、栄養素やホルモンが行き届きにくくなります。そしてこれらは直接、不妊症の原因にも関係します。たとえば、女性ホルモンであるエストロゲンが卵巣から分泌されますが、血液の流れが冷えにより悪くなると、女性ホルモンが体の隅々まで行き届きません。また卵を育てるために、脳の下垂体からFSHやLHというホルモンが出ますが、血液の流れが冷えで滞ることで、これらのホルモンが卵巣に届く量や速さにも影響するのです。

お腹まわりの臓器の冷えも妊活に悪影響を及ぼします。

まず、腸管が冷えることで便通が悪くなります。また、卵巣が冷えると、卵胞発育に必要なホルモン量が減ります。さらに子宮が冷えることで、子宮内膜が薄くなり頸管粘液も減ります。頸管粘液が減ると、SEXした後の精子が入っていきづらくなるのです。

こうしたさまざまな機能障害が、受精を妨げていると考えられます。

## 冷えがホルモン分泌の妨げに

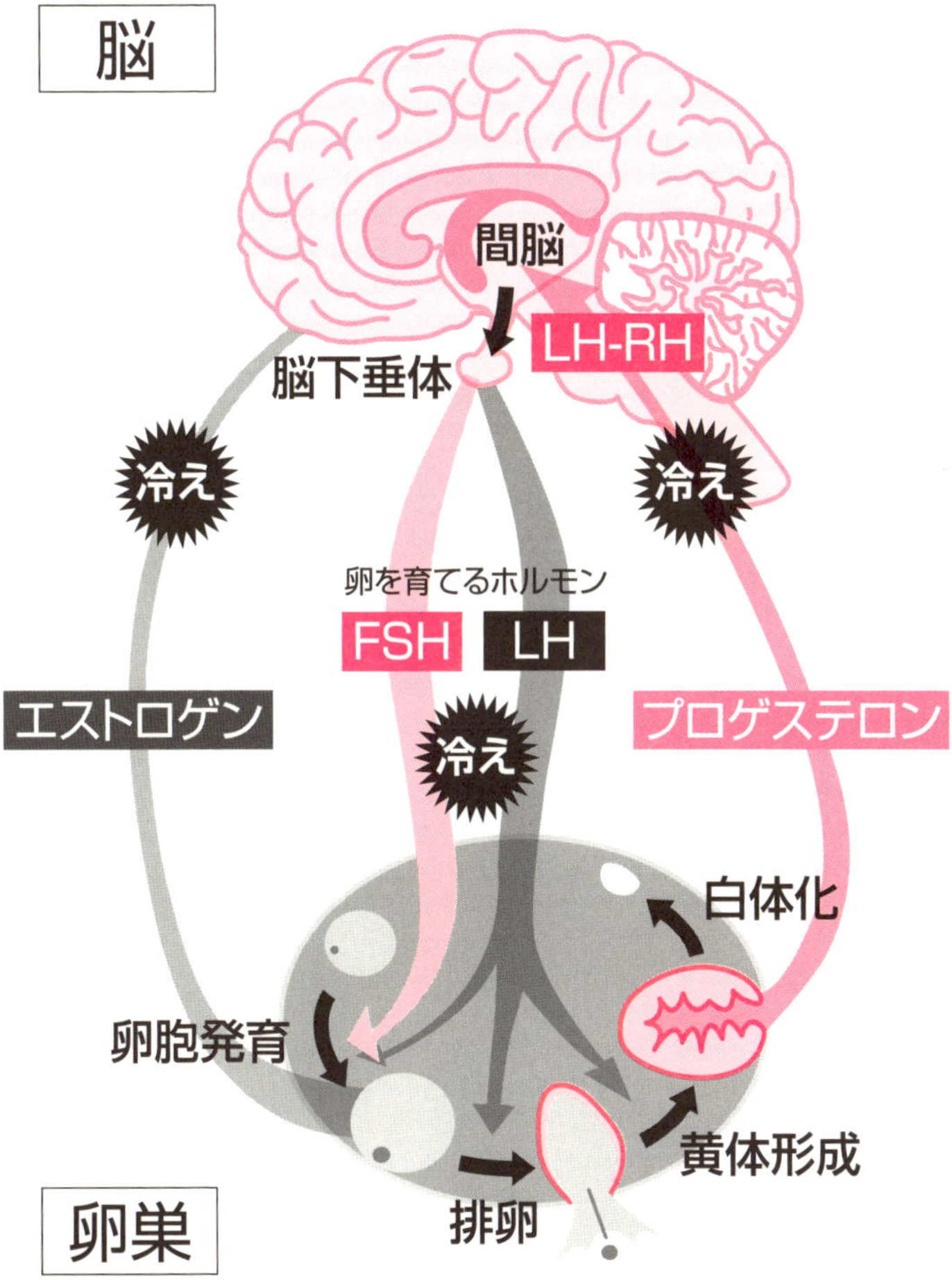

## 冷えない体を作る3カ条

妊娠しやすい体を作るには、まず基本として常日頃から「冷やさないように心がける」ことが重要となります。

では、私がおすすめする簡単な体の温め方をいくつかご紹介しましょう。

**○足首にある出っ張った骨（外くるぶし）の外側部分からふくらはぎにかけて、しっかりと温めること。**

足首は、漢方でいう生命力を高めて水分代謝を促す「腎」や、子宮や卵巣機能を高める経絡が流れています。特に女性が定番とするストッキングにスカートといったスタイルは、足首やふくらはぎの部分が冷えから無防備となり、全身の冷えを招く結果を生みます。

そこで、ひと昔前の高校生が履《は》いていたようなルーズソックスを利用したり、インスタントカイロを貼ったりなど工夫して、できるだけ足首からふくらはぎにかけて温めてください。

**○体を冷やす食品を摂らないこと。**

冷え性の人は、夏でも体が冷たいと言います。そこで体を冷やすような夏野菜、きゅうりやナス、スイカ、バナナ、りんごなどは控えるよう心がけてください。

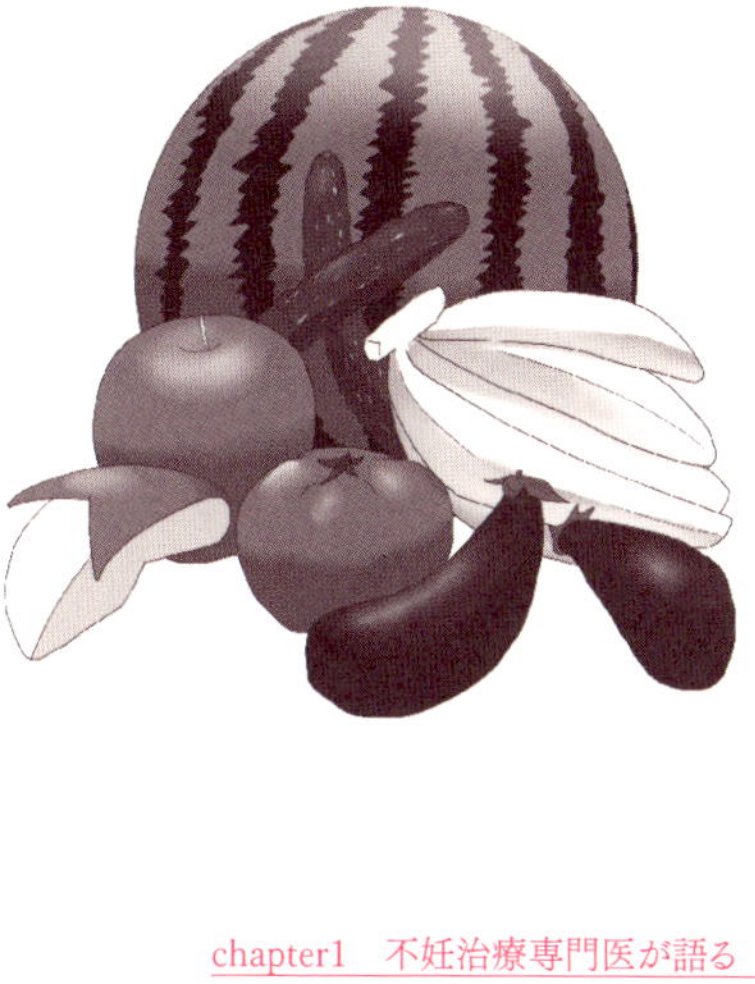

## ○太りすぎないよう注意し、筋肉を付ける。

一見、脂肪が付いていると温かいように感じられますが、実は熱を発するのは筋肉です。したがって脂肪の量が多い人ほど、冷えは強くなります。カロリー制限では脂肪と一緒に筋肉も落ちるので好ましくはなく、糖質制限をして、体脂肪率は20～24％くらいに抑えるよう目指してください。

また、へそから下にある子宮や卵巣を温めるために必要な、下部腹筋を付ける運動を行ないましょう。

その簡単な方法として、仰向けに寝た状態で、両脚を少しだけ上げてキープします。腰の痛みに注意して何回か繰り返したら、その状態のまま脚を上げて自転車こぎをします。30秒～2分程度、下腹部を意識して大きく脚を回しましょう。

最後に、不妊治療に携わる先生方がまことしやかに言うことをこっそりとお話しします。

それは「妊娠しやすい体質の方は実年齢よりも若く見られ、しづらい方は反対に老《ふ》

## 下部腹筋を付ける運動「自転車こぎ」

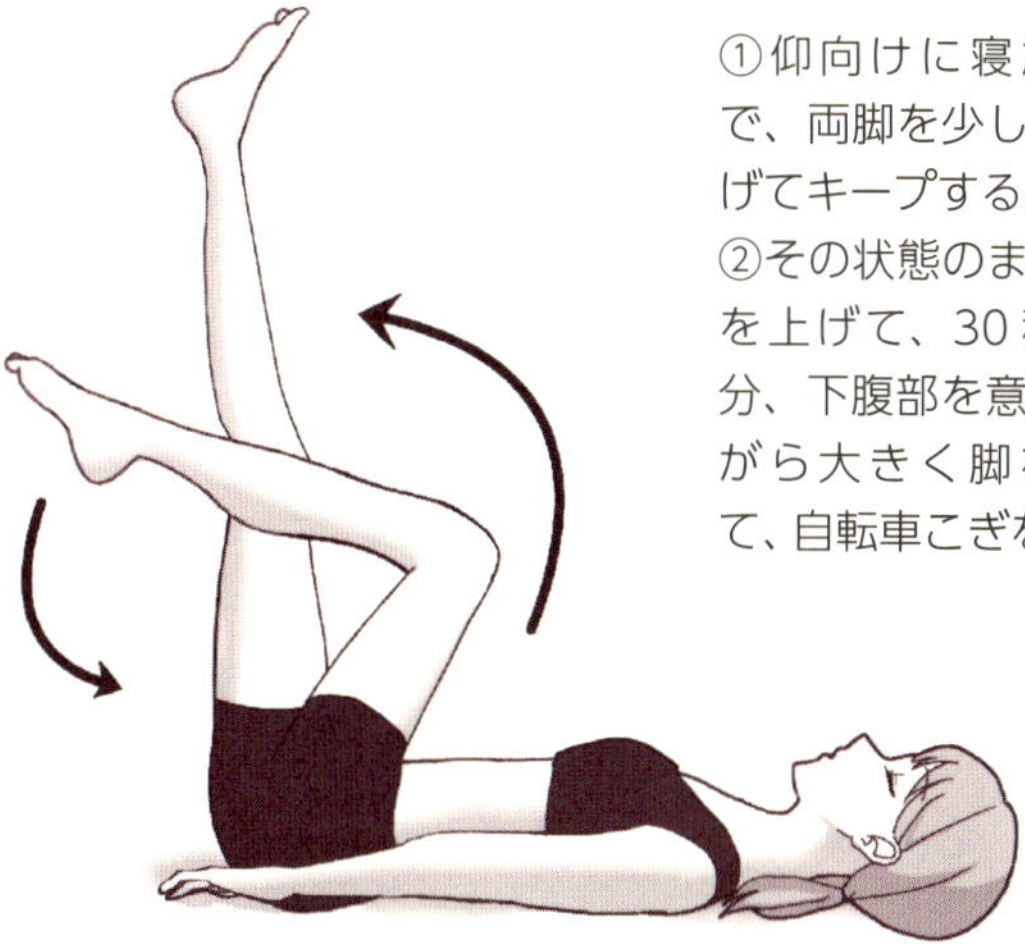

①仰向けに寝た状態で、両脚を少しだけ上げてキープする。
②その状態のまま、脚を上げて、30秒～2分、下腹部を意識しながら大きく脚を回して、自転車こぎをする。

**け て感じる」**ということです。これは身なりやしぐさを含めて、いつまでも異性を意識し続けることでホルモンバランスが整い、結果として子宮や卵巣の働きによい影響をもたらすことが考えられます。

食べ物や運動だけでなく、おしゃれをするのも女性にとっては、妊娠率を上げる大切な要素と言えます。

皆さんも本章であげたアドバイスを参考に、次章以降の具体的な「妊娠体質になるための温活メソッド」を実践され、お腹に待望の赤ちゃんを招いてください。

# Chapter 2

# 妊活中の温活ルール

## 週1回の
## 「1日たっぷり温活」

## 「冷え」はさまざまな体のトラブルを招く

女性はホルモンの影響を受けて、体温に変化が生じます。これに伴って体の不調が起きたり、精神的にも不安定になる時期があります。

女性ホルモンには、エストロゲン（卵胞ホルモン）とプロゲステロン（黄体化ホルモン）という2つのホルモンがあり、それぞれ一定の周期で分泌量のバランスを変えながら、体と心に作用しています。

このバランスが乱れると月経不順をはじめ、お肌のトラブルやむくみなどさまざまな症状を引き起こすのです。

そして冷えは、女性ホルモン調整を崩す大きな要因にもなり、妊娠に直結する排卵にまで影響を及ぼすことが中川先生のお話でもご理解いただけたかと思います。

体調を整え妊娠力を高めるには、いかにして体を温かい状態に保つかが重要なカギを握るといっても過言ではありません。

私たちは空腹の時には、自分の力を100%発揮できません。

その理由は、栄養が滞《とどこお》ることで血の巡りが悪くなり、臓器や筋肉、脳がきっちりと働いてくれないからです。脳の指令によって産出される女性ホルモンもまた、温かな栄養が必要なのです。

さて私のサロンを訪れるお客様の中には、長年生理不順に悩んでいた人がいました。来店された当初は全身が冷え切って、体もカチカチに固まった状態。自然妊娠では排卵の予測が立たないため、なかなかお子さんにも恵まれず、体の不調がしばらく続いていたのです。

何度かケアしていく中で、普段の食事や運動、体の温め方などについて話をしていくうちに、徐々に平常時においても全身が温かい状態になっていきました。

サロンへ通いながら、漢方も一緒に服用されていたかと思います。

するとまもなくして生理不順が整い、妊娠へ。

体を温めることの重要性をひしひしと感じた次第です。

それではいったいなぜ、これほどまでに冷え性の人が多くなったのでしょうか。時代的な背景から紐解いてみましょう。

私がサロンを始めた20年以上前は、「デトックス」や「癒《いや》し」といった言葉は、一般的には使われていませんでした。今とは違い、そこまで切実にデトックスや癒しが必要とされていない時代だったと言えるのかもしれません。

インターネットも広く普及しておらず、たとえば仕事で調べ物をしようと思ったら、書店や図書館まで足を運んで情報を入手するしか方法はありませんでした。

とにかく動いて探す、動いて調べる、動いて作る……など、多くのことは体を動かさないことにはかなわない、といった生活環境でした。

つまりその当時は、**健康を維持するための手段が、日常生活を送ることで自然と培《つちか》われていた**のです。

ところが、あれからわずか数十年も経《た》たないうちに時代が変わり、椅子に座ったままますべての情報が入手でき、さらに食事までも簡単に手に入る環境へと変化しました。

こうした便利さを享受できるようになった半面、そのツケとして、健康への弊害が少なからず起きているのは、まぎれもない事実です。

私たちの体は、食べ物や飲み物によって必要な栄養素を蓄え、骨や筋肉の源《みなもと》をつくります。

そして不要となった老廃物は、尿や便、汗と一緒に排泄されます。

この消化・吸収の循環サイクルを「新陳代謝《しんちんたいしゃ》」と言います。日ごろから運動したり、規則正しくストレスを溜《た》めない生活習慣を心がけている人は、**新陳代謝のメカニズムが順調に作用し、健康的な肉体と精神を維持することができます。**

ところが、近年の複雑な社会環境においては、長時間椅子に座りっぱなしの仕事や、偏《かたよ》りの多いインスタント食品の過剰摂取などにより、体と心に多くのストレスを強《し》いられ続ける傾向にあります。

これらが全身の「冷え」を招く元となり、その「冷え」が原因でさまざまな体調不良を引き起こし、ひいては妊娠を妨げる大きな要因になっていると考えられます。

## まずは、自分の状態を把握すること

本書で紹介する「妊娠体質になるための体の温め方」を始める前に、まずは、あなたご自身における生活習慣や体調について、改めて把握しておく必要があります。

左ページの質問に答えてください。

いかがでしたか？

「ＹＥＳ」の項目が７つ以上あった方は、すでに次に示すような体調不良により、妊娠を遠ざけているのかもしれません。

インスタント食品やジャンクフードばかりを食べるような食生活を続けていれば、栄養の偏りが起こり、便秘やメタボリックの原因となります。

以下の質問に「ＹＥＳ」か「NO」でお答えください。

| | | YES | NO |
|---|---|---|---|
| 1 | 寝起きがスッキリしない | | |
| 2 | 1日に1回、排便がないことがある | | |
| 3 | 尿の回数が1日3回以内である | | |
| 4 | 冷たいものが好きである | | |
| 5 | 手足に冷えを感じる | | |
| 6 | 食事の時間がバラバラである | | |
| 7 | 1日のうちの大半は座ったままで、パソコンやスマホなどを見て過ごす | | |
| 8 | 頭痛や目の疲れ、肩こり、腰痛、むくみなどの不調を感じる | | |
| 9 | 歩いたり、運動したりするのは好きでない | | |
| 10 | 食べ物に好き嫌いがあり、偏りがちである | | |
| 11 | 野菜は積極的に摂らない | | |
| 12 | 間食をよくする | | |
| 13 | 甘いもの、辛いものが好きである | | |
| 14 | 部屋の掃除はあまり好きでない | | |
| 15 | 睡眠は平均5時間以下である | | |
| 16 | 寝るのは午前1時過ぎが多い | | |
| 17 | つい食べ過ぎてしまう | | |
| 18 | 夜遅くに食事を摂ることがわりとある | | |
| 19 | タバコを吸う | | |
| 20 | 酒は毎日飲む | | |

運動をあまりしない状態が続くと、血流やリンパの流れが停滞し、慢性的な冷えやむくみ、こりなどを誘発します。

遅い時間までスマホやパソコンとにらめっこしていると、脳が絶えず興奮状態にあるため、交感神経が刺激されて不眠やストレスを招きます。

冷暖房の過剰な使用は体温調節機能を乱し、免疫力の衰えやホルモンバランスの崩れにつながります。

**こうした生活習慣の積み重ねが、正常な自律神経の働きを損《そこ》ね、活力の低下や不定《ふてい》愁訴《しゅうそ》を招き、結果として妊娠を導く大きな阻害要因にもなっているのです。**

そこで、先にあげたようなトラブルが慢性的にならないよう、すぐにでも改善策を講じていく必要があります。

## 人間の体の中には管《くだ》がいっぱい

では、さまざまなトラブルを招く「冷え」は、いったいどのようにして起こるのでしょうか。

その仕組みを紐解いてみましょう。

人の体には、縦横無尽に流れる血管やリンパ管といった、細くて長い管が全身に張り巡らされています。そのすべての管をつなげて測ると、なんと地球5〜6周分にも相当すると言われます。

血管を通る血液は、必要な栄養素や酸素を細胞や臓器に送り込み、筋肉を作ったり、脳に考える力を与えるなど、重要な役割を果たします。

また、不要となった成分は、リンパ管を通して効率よく押し戻され、体外へと排出されていきます。

このように血液やリンパはお互いに助け合いながら、日々私たちを健康な状態へと導いてくれているのです。

それではもし、体の中を走る長い管の流れに異常が生じた場合、いったいどうなってしまうのでしょうか？

たとえとして、水道の蛇口とつながっているホースを、この長い管に重ね合わせながらお話しましょう。水道の蛇口をほんの少しだけしかひねらないと、ホースの中を通る水はチョボチョボとしか流れ出ません。

これは長いこと体を動かさないでいたり、不規則な生活習慣を続けた人の血液やリンパが流れる状況と似ています。

## 「ホース」が詰まると、「冷え」が起きてしまう

さらに、そんなホースの途中に、もしもゴミなどが溜まってしまったら、どのよう

な状態になるのでしょうか。

そうです。通り道がふさがれて水はますます滞り、少量しか流れ出なくなってしまいます。

では、そんなしみ出る程度しか流れないホースを使って、大きなお花畑に水をまく様子を想像してみてください。

すべての花へまき終わるまでには、大変な労力と時間を要します。そして、十分に水の行き渡らない花々は成長が遅れ、結果として枯れ果ててしまうでしょう。

反対に、蛇口を大きくひねって勢いよく水をまけば、あっという間にお花畑すべてに水がいき渡り、一本一本がイキイキときれいに咲き誇る花々が思い描けます。

こうした状況と同じようなことが、私たちの体のなかでも起こるのです。

**血液が正常に循環している状態であれば、その養分は必要に応じて各器官や臓器へ十分に送り届けられ、全身がいつでも温かく健《すこ》やかな環境を保つことができます。**

ところが、不規則な生活習慣や不摂生が慢性的に続けば、血液は全身の細部にまで十分に巡りません。またリンパの機能も衰えることにより「冷え」が生じ、さまざまなトラブルを引き起こすということが理解できます。

## 体温が1℃上がれば、免疫力が5〜6倍もアップ！

「冷え」が元となって起こりうる症状は、「手足のむくみ」「肩こりや腰の疲れ」「便秘」「内臓機能の衰え」「肥満」「肌のトラブル」「ホルモンバランスの乱れ」などさまざまです。そしてこれらは、妊娠を導くうえで大きな妨げにもなります。

さらに、この状態を放置し続けますと、正常な自律神経の働きは崩れ、新陳代謝機能がますます衰えることで足腰が弱まり、血管が詰まるといった重篤《じゅうとく》な症状を引き起こすことにもなりかねません。

まさに**「冷えは免疫力を衰えさせ、万病の元になる」**と言うことができます。

そこで妊娠を成功させる第一歩として、まずは血液循環をスムースにし、代謝を高めることで、体にとって最大の敵である「冷え」を改善しなくてはなりません。

## あなたの体のなかの状態はどちら？

**・不健康な状態**
血管がつまっていて、血液やリンパが滞っている状態。

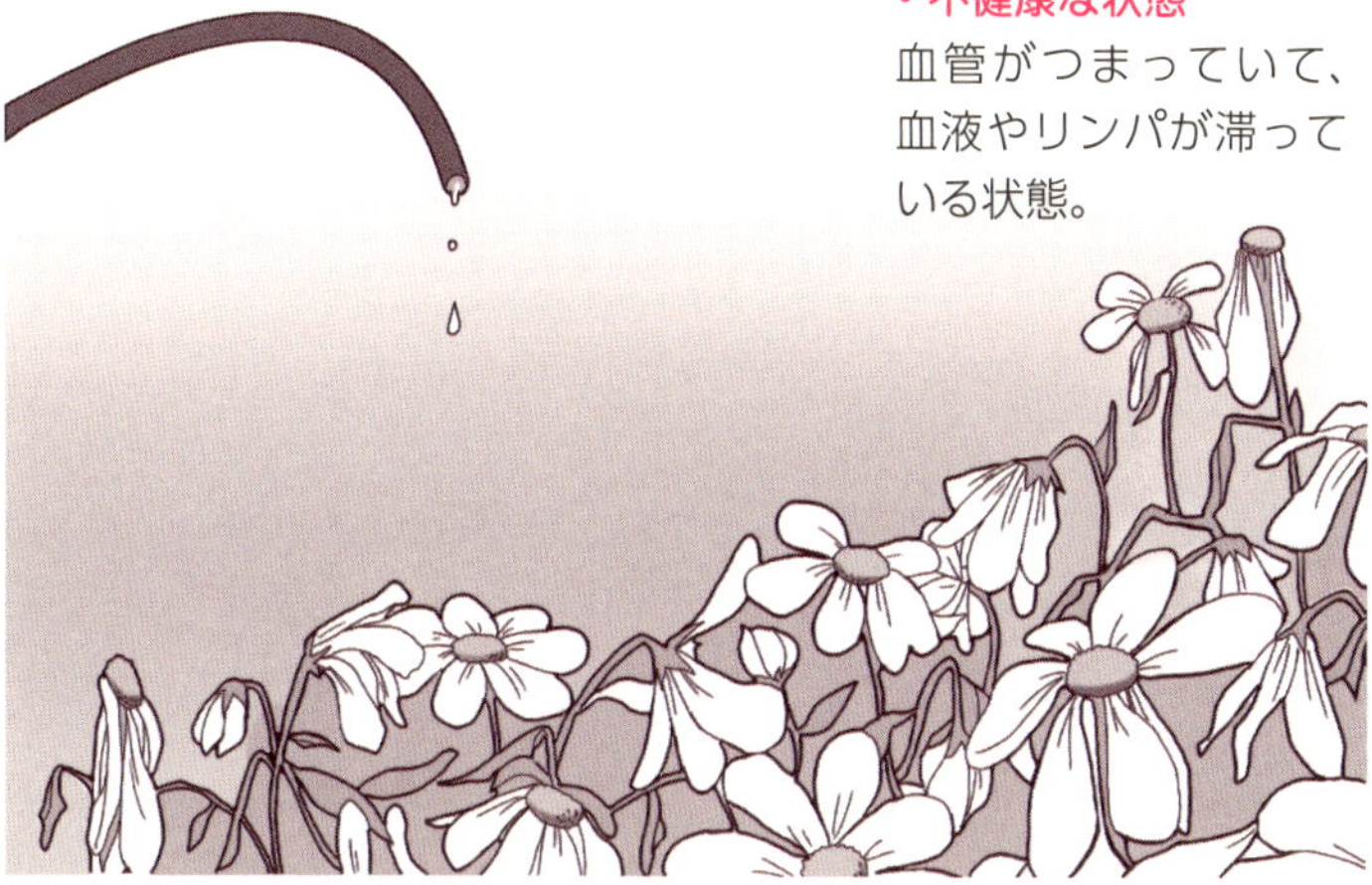

**・健康な状態**
血管が正常で、細胞のすみずみまで栄養が行き届いている状態。

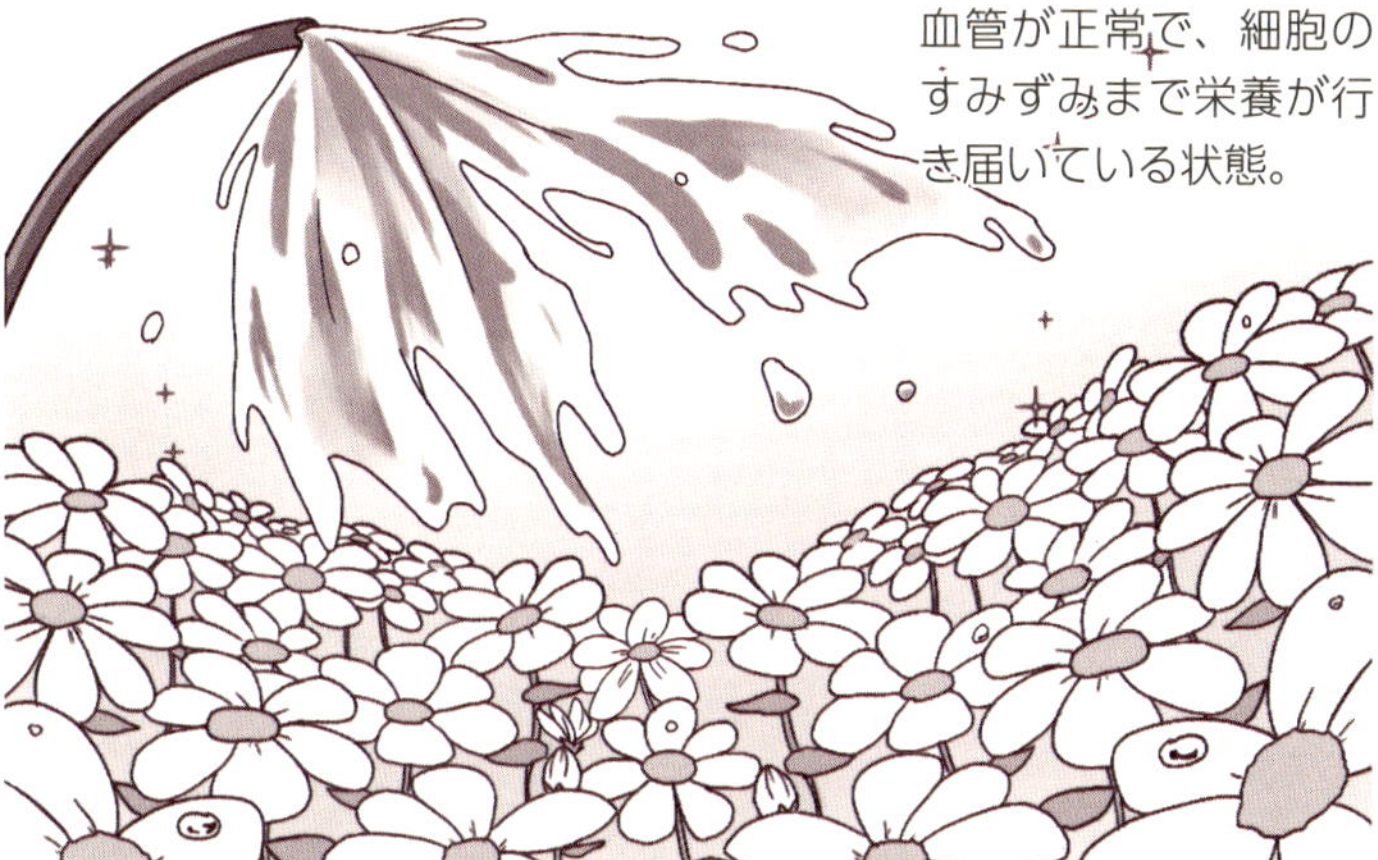

そのために有効なのが、体を芯から十分に温めること、すなわち「温活」なのです。**体温が1℃上がると代謝機能は格段に上昇し、免疫力が5～6倍もアップする**というデータが報告されています。

反対に、体温が1℃下がると、免疫力は30パーセント近くも落ちると言われます。

つまり、「温活」することこそが病《やまい》を未然に防ぎ、「妊娠体質になるための最良な方法」というわけです。

さぁみなさんも、体のなかのホースにたっぷりと水を循環させて、健やかな心身を手に入れることで、待ち望む妊娠を叶えてください。

## できるだけラクしてできる「温活」は？

では、「温活」を実践するにはどうしたらよいのでしょう。

中国には、「水は流れているから濁《にご》らない」「車輪は回っているから錆《さ》びない」とい

## 冷えは万病のもと!!

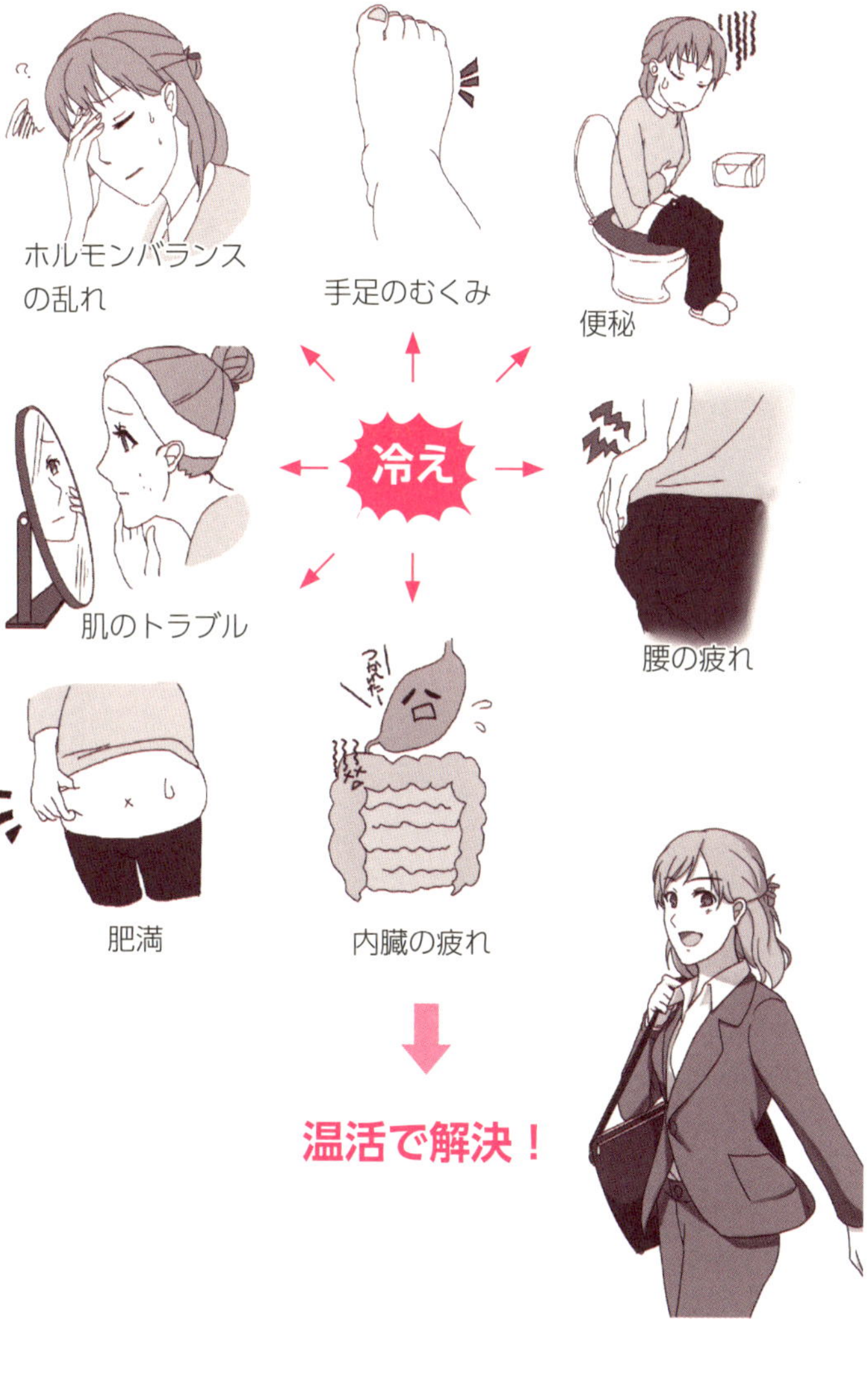

う古いことわざがあります。これは、健康を維持していくための教えを説く、「養生訓《ようじょうくん》」です。

「留《とど》まらず、たえず動くことで、老化や病気を未然に防ぐことが大切である」ということを示唆《しさ》しています。

私たちの体は、動かずにじっとしていると、血液やリンパの流れが停滞して、冷えやむくみが起こります。さらに筋肉や関節を動かさないと、疲労物質がたまって前向きな気力さえ削《そ》ぎかねません。

「運動は来週からにしよう」「食事の節制は来月から真剣に取り組もう」などと言い訳ばかりしていると、どんどん体のゴミ＝老廃物は溜まっていき、代謝は悪くなる一方。

ですから、普段からコツコツと体のなかの掃除＝メンテナンスを心がけていくことがベストであることは言うまでもありません。

しかし、「毎日時間を作って運動しなさい」「バランスのよい食事を毎食作りなさい」「毎日お風呂に入ってリラックスし、汗をたっぷり出しなさい」と言われたところで、「いやいや、ムリでしょ」とほとんどの人が思うのではないでしょうか。

この多忙な時代、毎日、毎食というのはたしかに簡単なことではありません。

それが体にとってよいことだとわかっていても、実践することは難しい。そこで「妊娠」を望む忙しい生活環境の人のために、「なんとかムリなくできる、冷え対策はないだろうか!?」、また、「できるだけラクしてできる、効率のよい体質改善やデトックス方法はないものか!?」と、試行錯誤してたどりついたのが、「妊娠体質になるための1日たっぷり温活」なのです。

## 体を芯から十分に温める

このメソッドの目的は、「1日たっぷり温活」することによって代謝を高め、自律神経を整えていくことで、妊娠のお手伝いをするという内容です。

「1日たっぷり温活」を行なう頻度は、週に2回程度をおすすめします。

しかし、忙しくてなかなか時間の取れない人は、自分の生理サイクルに合わせながら月に4回ほどのペースで日程を調整し、実践してください。

女性の体は、エストロゲン（卵胞ホルモン）とプロゲステロン（黄体化ホルモン）というホルモンの働きによって、生理や排卵などをコントロールしています。

これら2つのホルモンは、一定の周期でそれぞれの分泌量のバランスを変えながら、女性の体と心に影響を与えます。

不調の時期が繰り返されたり、精神的に乱れが生じるなどは、女性ホルモンの作用によるものと言えます。

それではこの周期における体の変化と共に、1日温活を行うスケジュール例を紹介しましょう。

**①卵胞期**……生理が終わって卵を含んだ卵胞を育てる時期です。1回の生理周期にだいたい5〜6個の卵胞が育つ準備をし、その中の1つが成熟します。妊娠に向けて、受精卵を迎えるためのベッドの役わりを果たす、子宮内膜も厚くなります。

低体温相の時期で、心や身体は健やかで肌の調子もよくなります。

1日温活・実行日

生理が終わってからすぐに1日、その日から1週間前後の排卵期前に1日

②**排卵期**……黄体化ホルモンが卵胞を刺激して排卵し、卵子が卵管に取り込まれます。精子が膣内から卵管に侵入し、卵子と出会うことができれば、受精することができます。一時的に体温が低下したり、腹痛や眠気が起こる人もいます。

1日温活・実行日

排卵期に入ってから5〜6日後くらいに1日

③**黄体期**……受精卵が子宮に着床しやすいように、子宮内膜がさらに厚くなります。体温は高温相が続き、生理前の黄体期は肌荒れやむくみなどが起こりやすくなり、イライラなど心の状態も不安定になりがちな時期と言われます。

1日温活・実行日

生理前1日～2日前に1日

**④月経期**……受精卵が着床しなければ子宮内膜の一部がはがれて、血液と一緒にカラダの外へ排出されます。

月経期は副交感神経が優位となり、体が排泄モードに至ります。そのため、眠気やだるさなどの倦怠感《けんたいかん》と共に、腹痛の症状などが起こります。体温は、低温相へと移行します。

この時期は1日温活は行なわなくても結構です。

こうした周期を参考にしながら1日温活を続けていくことで、体に溜まったあくや潷《おり》を流して、温かく健やかな体内環境を維持しましょう。

そうしていくうちに、普段から「この調子のよい状態を持続したい」という潜在意識が働いて、知らず知らずのうちによい生活習慣も身につき、赤ちゃんを授かりたいという強い思いが届くことでしょう。

## ホルモンの周期

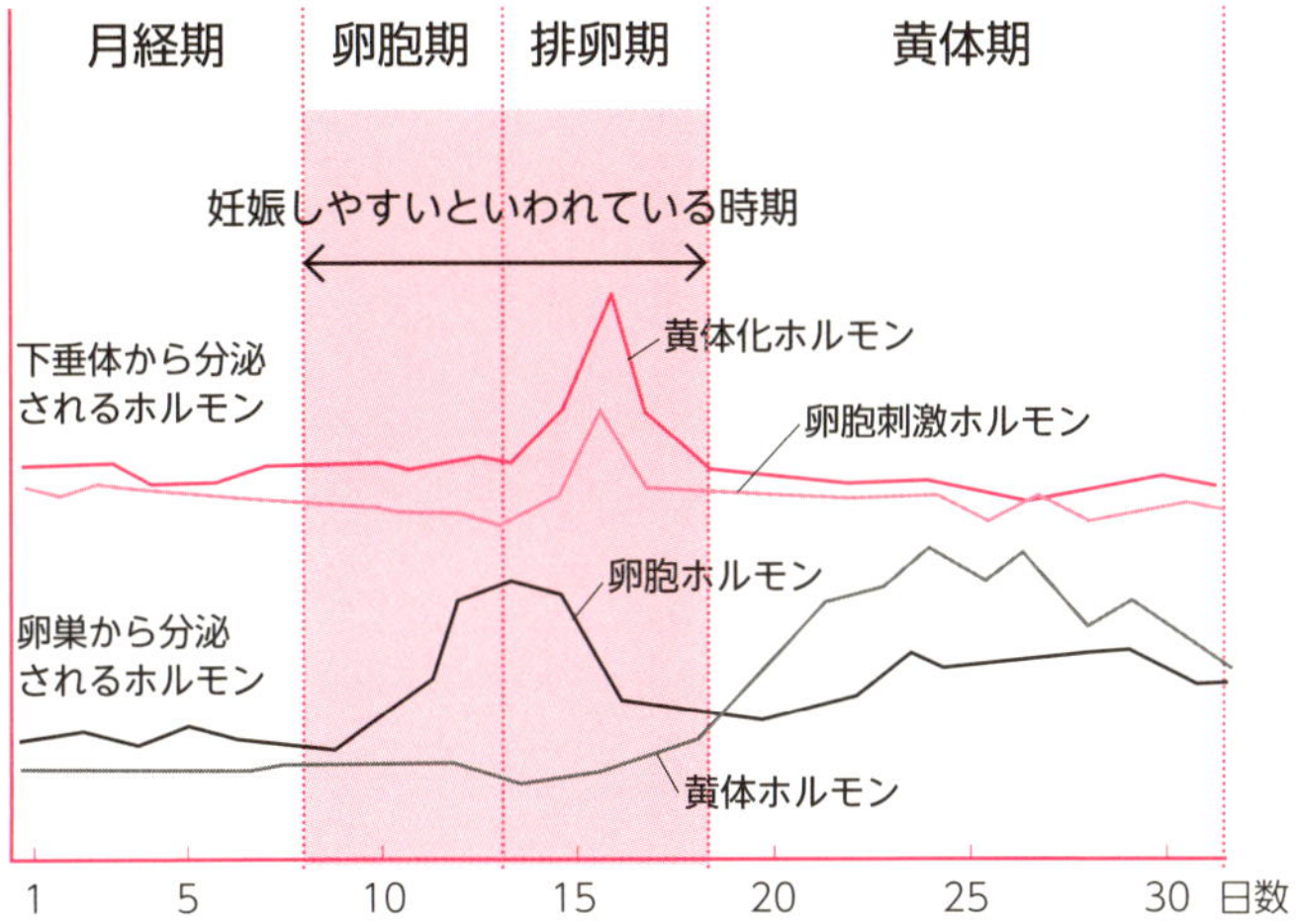

月経期
卵胞期
排卵期
黄体期
妊娠しやすいといわれている時期
黄体化ホルモン
下垂体から分泌
されるホルモン
卵胞刺激ホルモン
卵胞ホルモン
卵巣から分泌
されるホルモン
黄体ホルモン
1
5
10
15
20
25
30
日数

## 朝、目覚めたらすぐ「温活」を始める

人の体には1日の中で休息期から活動期へ、そして再び休息期へといった体内サイクルが備わっています。

これは自律神経の働きによるもので、**起床直後のもっとも低い体温から交感神経がしだいに高まり、体を活発に動かすための仕事や家事モードへと移行していきます。そして夕方前くらいから、今度は休めるための準備として副交感神経が優位となり、体温を徐々に下げていくという仕組み**です。

妊娠を妨げる体質の人は、こうした自律神経による体内サイクルの働きが乱れている傾向にあります。

たとえば朝目覚めて活動を始めたにも関わらず、体温が上昇するまでに時間がかかるため、ダルさやヤル気が起きない、などの状態が続きます。

## 温活で妊娠体質に

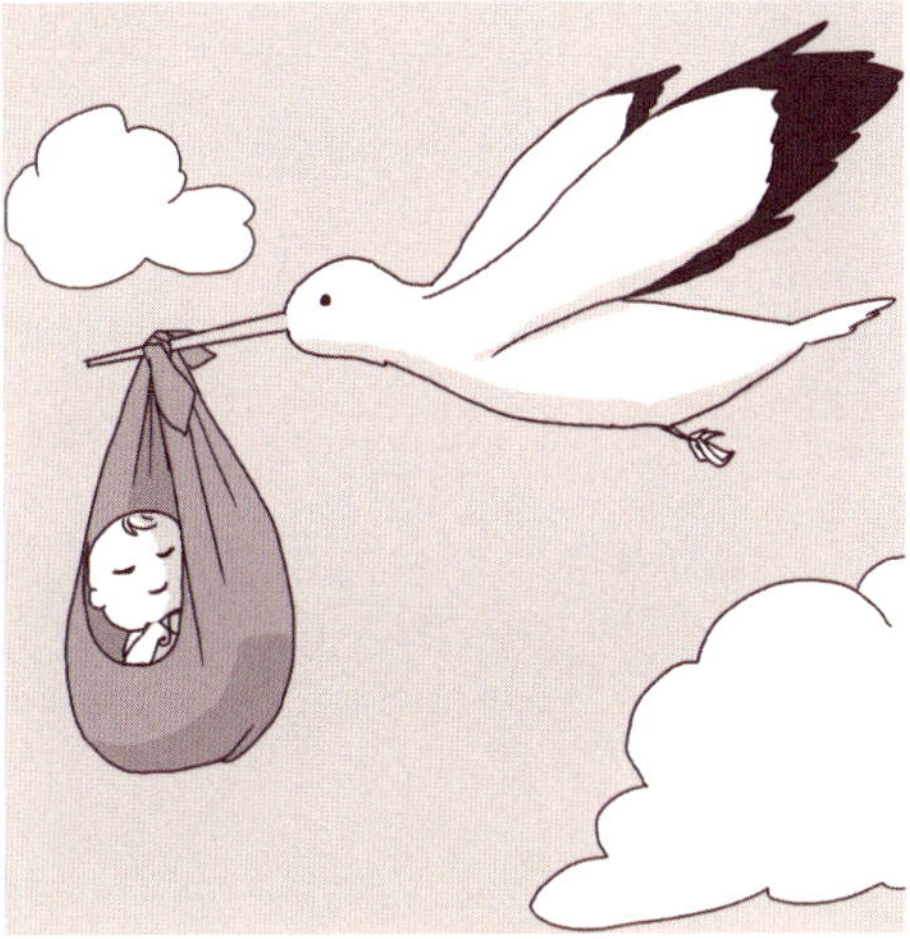

反対に、夜になっても体温がなかなか下がらず、目がさえて寝つけないといった悩みも絶えません。

そこでこうした自律神経の乱れを整えていくために、まずは目覚めた直後から、ゆっくりと体温上昇のためのきっかけづくりをしてあげることが必要です。

「妊娠体質になるための1日たっぷり温活」の初めの一歩は、この点に着目し、寝起きのストレッチからスタートします。

寝起きに体を伸ばすことで血液循環がよくなり、体へ「起きなさい」というサインが上手に伝わって、スムースな体温上昇を導くことができます。

「え？　起きてすぐなんて負担なんですけど……」と思われる人もいるかもしれませんが、安心してください。

実際にやってみれば、とても簡単でラクな内容であるうえに、気分よくベッドから出られることがわかります。

では、次ページから、「妊娠体質になるための1日たっぷり温活」のスケジュールを紹介していきましょう。

## 「妊娠体質になるための1日たっぷり温活」スケジュール

「妊娠体質になるための1日たっぷり温活」を始めるにあたっては、体調が万全であることを確認してください。

全身を十分に温めて血流を促し、溜まった毒素や老廃物を汗や尿といっしょに流し出すメソッドですので、体力も必要とします。

風邪気味であったり、体調不良を感じている時に無理して行なうと、体力が消耗し、さらに悪化するおそれがあるので、体調が元に戻ってから行なうようにしてください。

生理中は、のぼせ感や痛みが増すことも考えられますので、避けたほうがよいでしょう。

## 朝
のスケジュール
（Chapter3 69ページ～）

## 1　寝起きのストレッチ～腹式呼吸　7:00 a.m.

寝起きのストレッチで、緩やかに体温を上昇させます。
（→ 68ページ～）

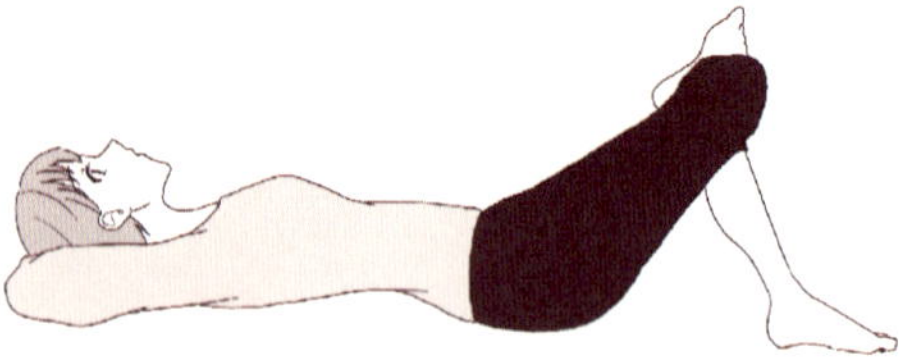

## 2　白湯《さゆ》を飲む　7:20 a.m.

お湯を一気に飲んで、停滞する便を押し出します。
（→ 90ページ～）

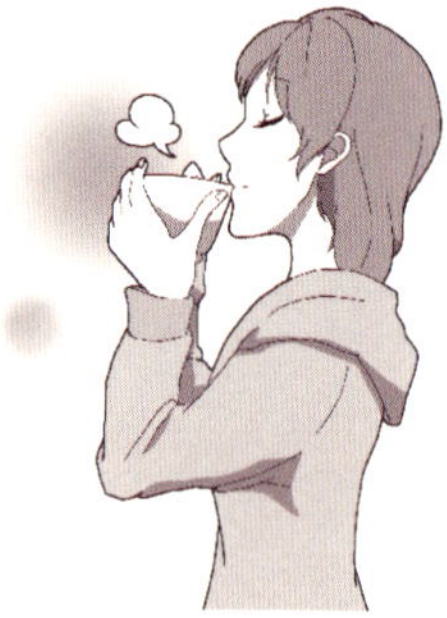

## 3　爪切り～爪もみ　7:30 a.m.

爪のメンテナンスをし、代謝、排出を高めます。
（→ 92ページ～）

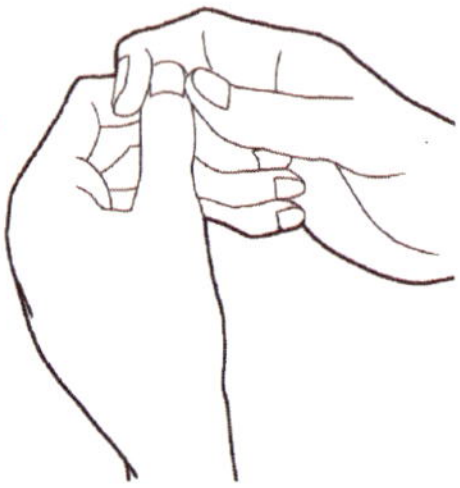

# 5 ハーブティーを飲む

9:40 a.m.

自分の体調に合わせたハーブティーを飲みましょう。
(→ 107 ページ〜)

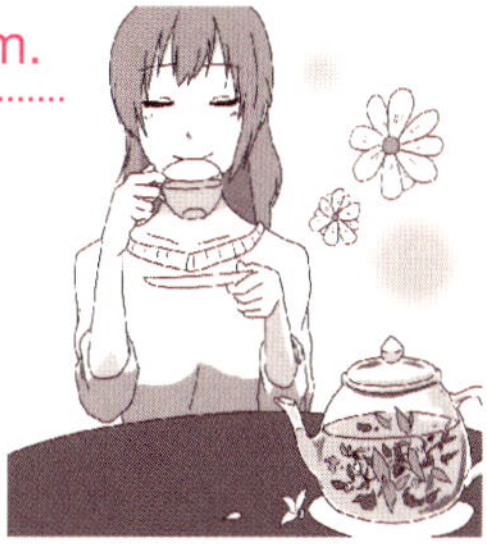

*Column.1*

## 朝食後の自由時間 (→ 106 ページ)

# 4 「温活」朝食を摂ろう

8:15 a.m.

(→ 94 ページ)

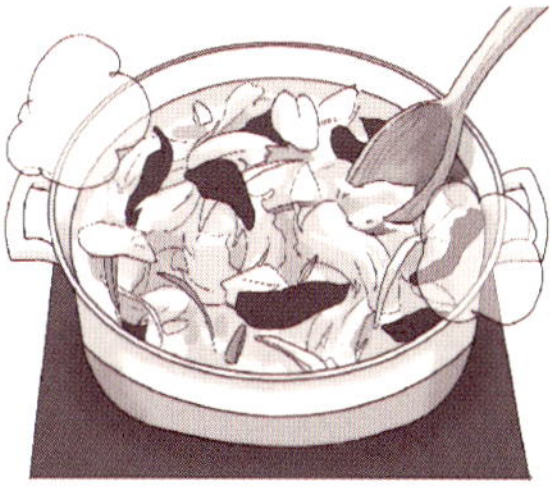

午前中
のスケジュール
(Chapter4 111 ページ~)

## 6 ぽかぽか温活 9:50 a.m.
## サウナマット・デトックス

汗をたっぷり出して体内の毒だしを図るスペシャルメソッドです。
(→ 112 ページ~)

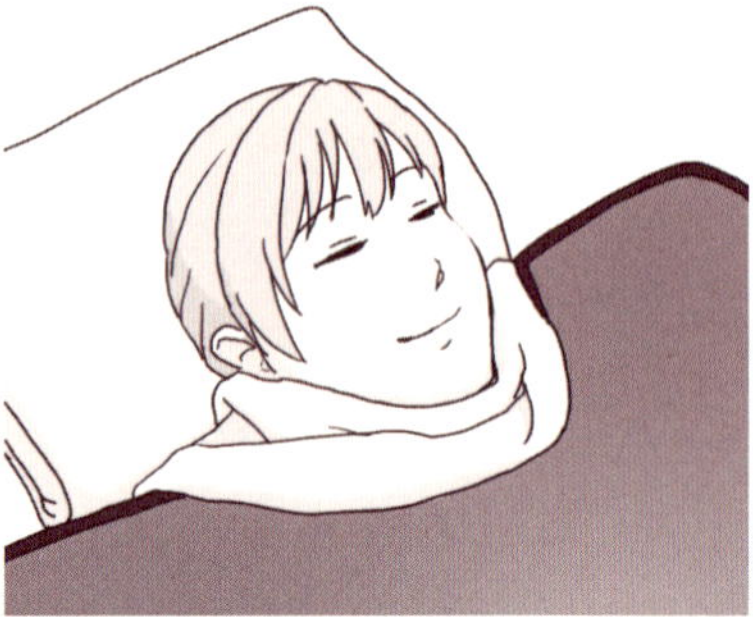

## 7 ホットストーンによる
## セルフリンパマッサージ 10:40 a.m.

温めた石を利用して、むくみやこりをとり、疲れを癒します。
(→ 128 ページ~)

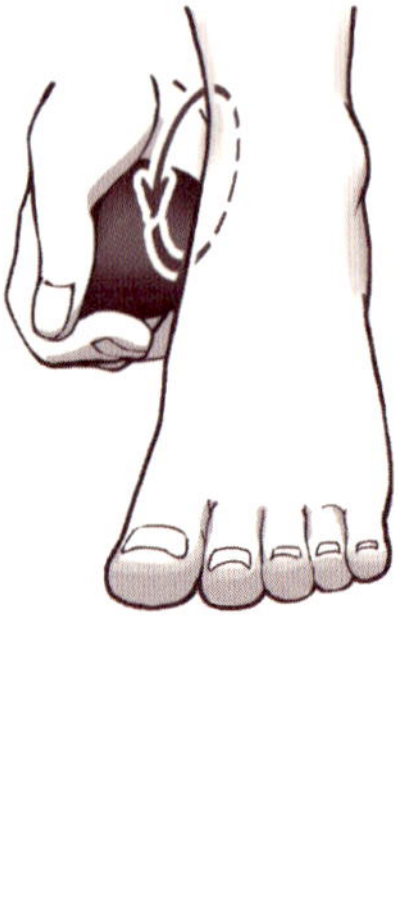

# 10 「温活」昼食 12:30 p.m.

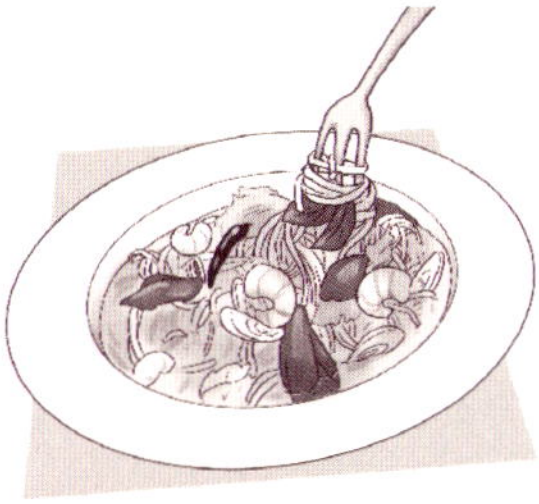

(→ 148 ページ〜)

## Column.2 昼食前の自由時間 (→ 147 ページ)

# 9 白湯《さゆ》を飲む〜シャワー 11:10 a.m.

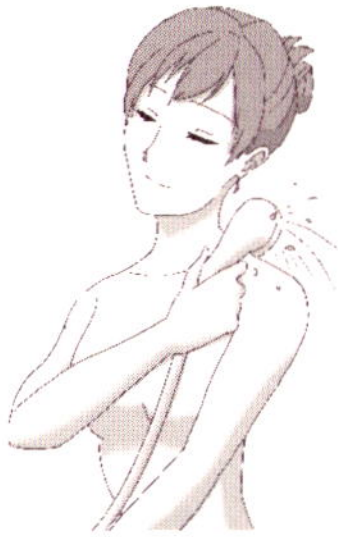

石鹸を使わず、軽く汗を流します。
(→ 146 ページ〜)

# 8 寝ながら筋肉量アップ運動 10:55 a.m.

寝ながらの運動で血流を活発にし、新陳代謝を促します。
(→ 137 ページ〜)

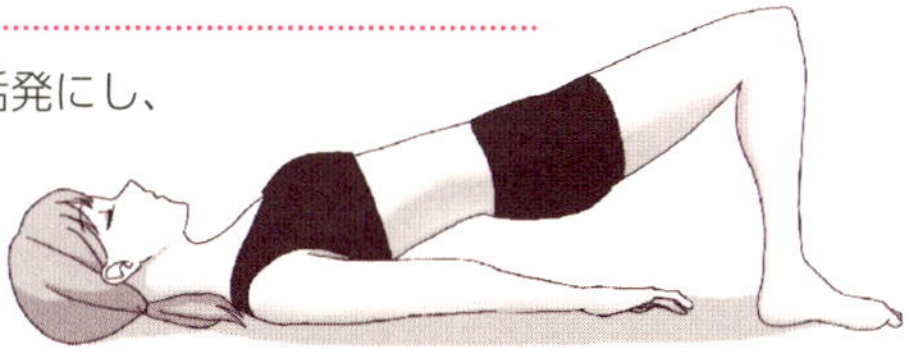

午後
のスケジュール
(Chapter5 155ページ~)

## Column.3 昼食後の自由時間

(→ 153ページ)

## 11 温活入浴（ヒマラヤ岩塩によるセルフマッサージ） 17:00 p.m.

熱めのお風呂に入って、岩塩マッサージをし、さらにデトックス効果を高めます。
(→ 156ページ~)

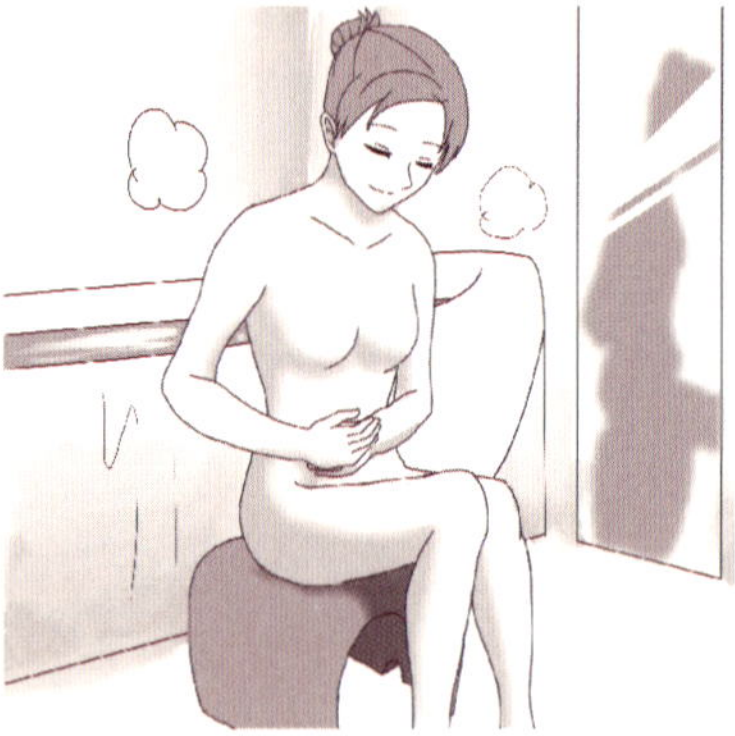

## 12 生姜ココアを飲む 18:00 p.m.

全身ポカポカに…。
(→ 160ページ~)

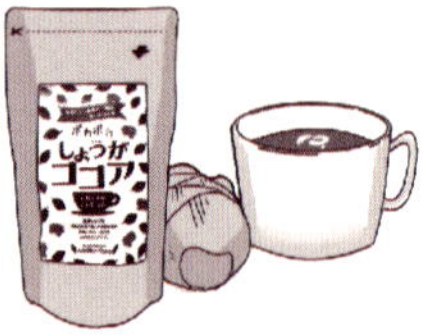

# 13 寝る前に……、潜在意（無意識の脳）を働かせる 23:00 p.m.

寝る前には願いや想い
を強くとなえましょう。
(→ 169 ページ)

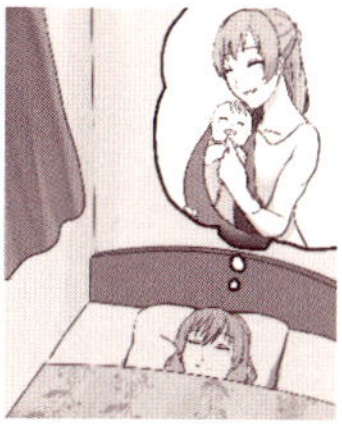

## Column.4 夜の自由時間 (→ 167 ページ)

# 14 「温活」夕食 19:00 p.m.

(→ 162 ページ～)

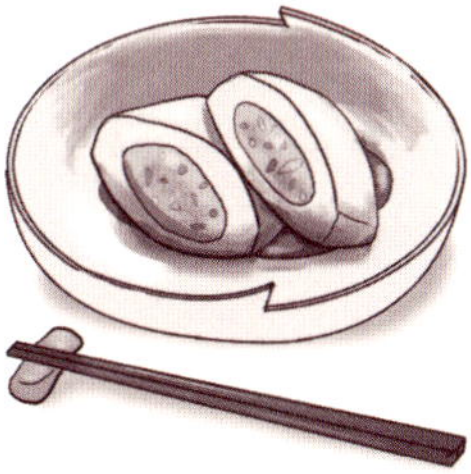

# 13 手先・足先ぶらぶら体操 18:15 p.m.

夕食準備前の簡単エクササイズ
(→ 161 ページ～)

# Chapter 3

実践！
「妊娠体質になるための1日たっぷり温活」①

# 朝の温活

# 1 寝起きのストレッチ〜腹式呼吸

朝の温活

7:00 a.m.

「妊娠体質になるための1日たっぷり温活」は、朝、目覚めたベッドのなかで、寝起きのストレッチを行なうことから始めます。

朝は、眠りの状態にあった副交感神経から、快活な1日を過ごすための交感神経モードへと移行する大切な時間帯です。

ところが、寝起きがスッキリしない、朝になってもむくみや疲れが残っているという人が多くいます。

その原因は、日ごろの生活習慣に関わっていることが否《いな》めません。

思い返せば、前の晩遅くに飲食をしたこと……、すると体は寝ている間にも消化機能を働かせようと頑張るため、安眠できません。

また心の緊張状態が長く続いている……、脳が休まらず浅い眠りにより、慢性的な疲労を招きます。

そして何よりも、全身がいつでも冷えた状態にある……、赤ちゃんは眠りに入る前に、ポーっと手先・足先が温かくなります。これは心身の安らぎを促す、副交感神経が高まるサインです。しかし最近では、冷暖房を過度に使用することで自律神経を崩し、体温調節が上手に働いてくれない人が多いです。したがって、夜眠る間際になっても手先・足先が温まらずに寝つきも悪く、朝がきてもスムースに起きることができません。

そこで、**これらの生活習慣からくる悩みをリセットするためにも、自律神経のスイッチを上手に切り替えることのできる寝起きのストレッチをしましょう。**

赤ちゃんは、寝起きに大きく伸びをしますね。

これは、伸びをすることによって交感神経を刺激し、全身への血流を促すことで、快適な1日のスタートを送るための準備運動をしているとも言えます。

赤ちゃんはこの動作を、自然に行なっているわけです。

これから紹介する一連のストレッチは、**筋肉や関節を伸ばしたり緩《ゆる》めたりすることで、血液やリンパの流れを促し、体温をスムースに上昇させます。また、老廃物や疲労物質を排出しやすい体内環境を作ります。**

そして妊娠を望む人は、生殖機能を司る女性ホルモンの分泌を正常な状態へと誘います。

妊娠と密接な関係にあるホルモンは、寝ている間にも活発に働いています。

たとえば、睡眠中に分泌される成長ホルモンは、女性ホルモンの分泌に影響しています。したがって睡眠不足になると、女性ホルモンの分泌量が減ってしまい、生理不順や生理痛などの症状を誘発し妊娠を妨げる結果をもたらします。

朝のストレッチは自律神経を整え、質のよい睡眠をもたらし妊娠体質へと導くのです。

これから紹介するストレッチは、できれば毎朝実践することをおすすめします。一連のストレッチは布団やベッドの上、または床の上で行なうとやりやすいです。

## ストレッチのあとには、腹式呼吸を行ないます。

日常生活において、呼吸を意識することはほとんどありませんが、冷え性の人は特に、浅く薄い呼吸をしていることが多いようです。

また、ストレス状態が続いたり、体を動かさない時間が長い人ほど呼吸は浅く、小さくなりがちです。

そこで腹式呼吸をしっかり意識して行なうことで、全身にジワーッと血液がいきわたり、足先までぽかぽかになるのが実感できると思います。

酸素をゆっくり大きく取り込み、二酸化炭素を十分に吐き出して、体のすみずみまで血液をいきわたらせながら血行不良を改善し、自律神経の働きを整えましょう。

## 寝起きのストレッチ1 伸びをする

効果 肩や腰がしっかりとストレッチされ、こりやむくみ、疲労を改善します。

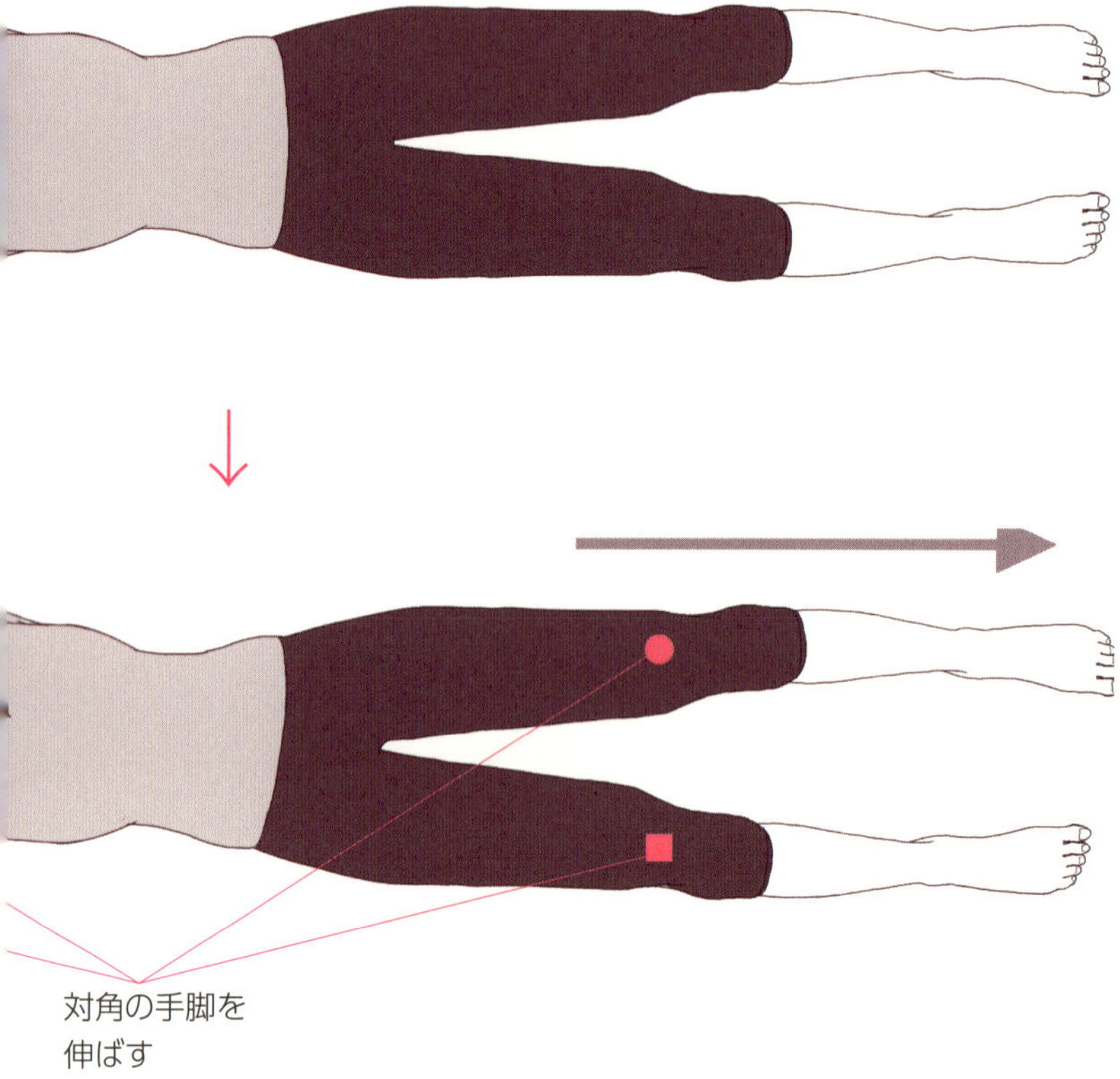

*1*

仰向けの状態で、両腕を上に伸ばし、大きく伸びをする。5～10秒キープしたら脱力する。

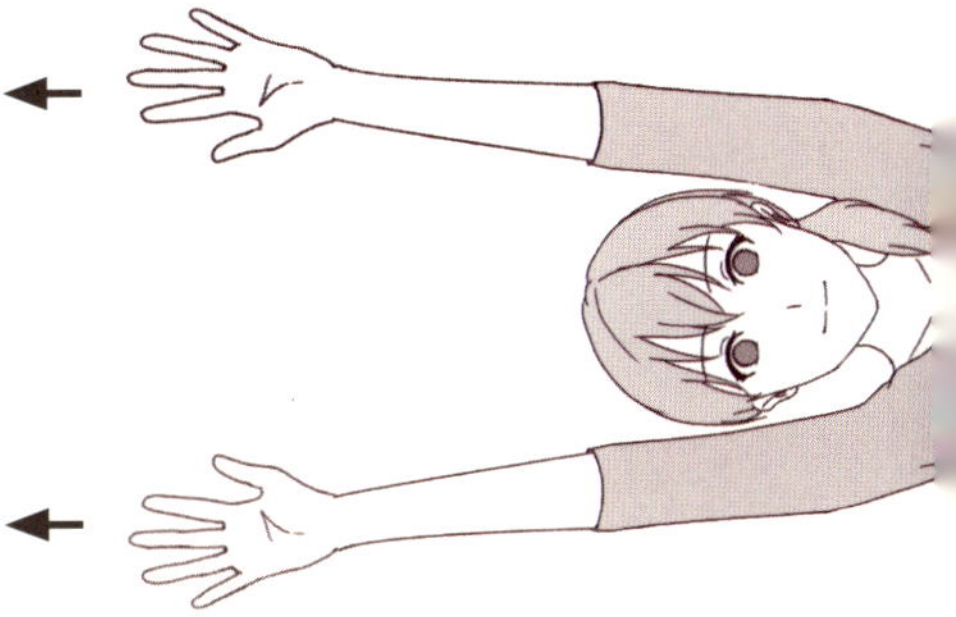

*2*

両腕を伸ばした状態のまま、右腕をさらに上へ伸ばし上げ、同時に左脚を下へ伸ばす。5～10秒キープしたら脱力し、反対の左腕と右脚も同様に伸ばす。

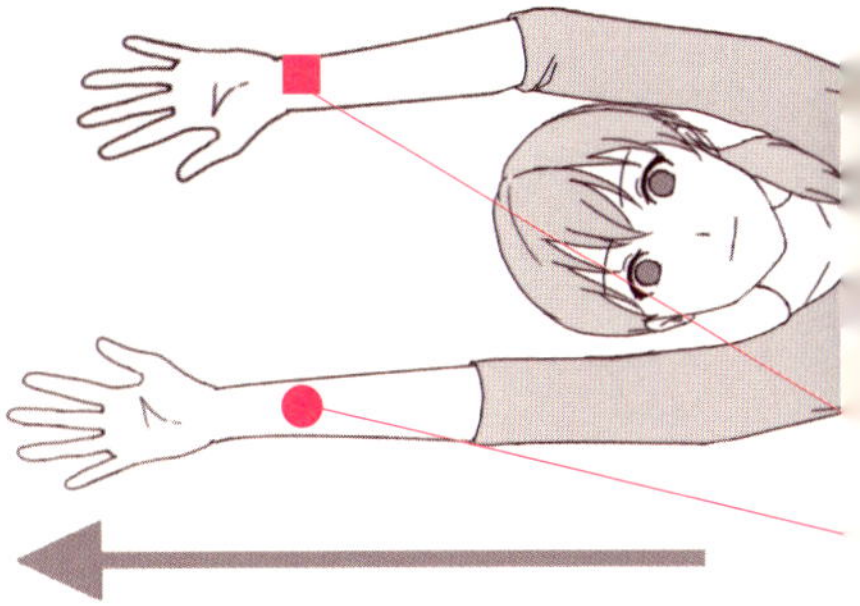

*3*

①～②を3～5回繰り返す。

## 寝起きのストレッチ 2 転がる

**効果** 腸を刺激し、便通をよくします。

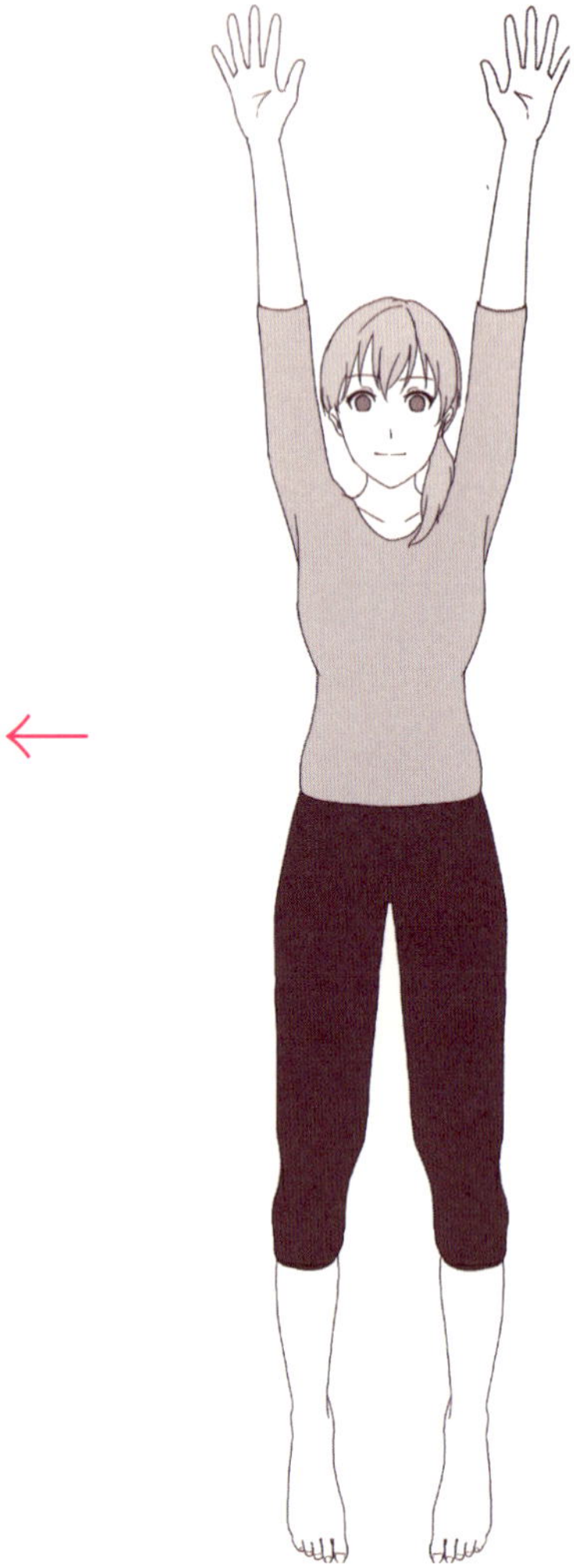

1

両腕、両脚を伸ばした仰向けの状態から、左に転がってうつ伏せになり、次は右に転がってうつ伏せから仰向けになる。

2

これを繰り返し、左右にゴロゴロ 10 回ほど転がる。

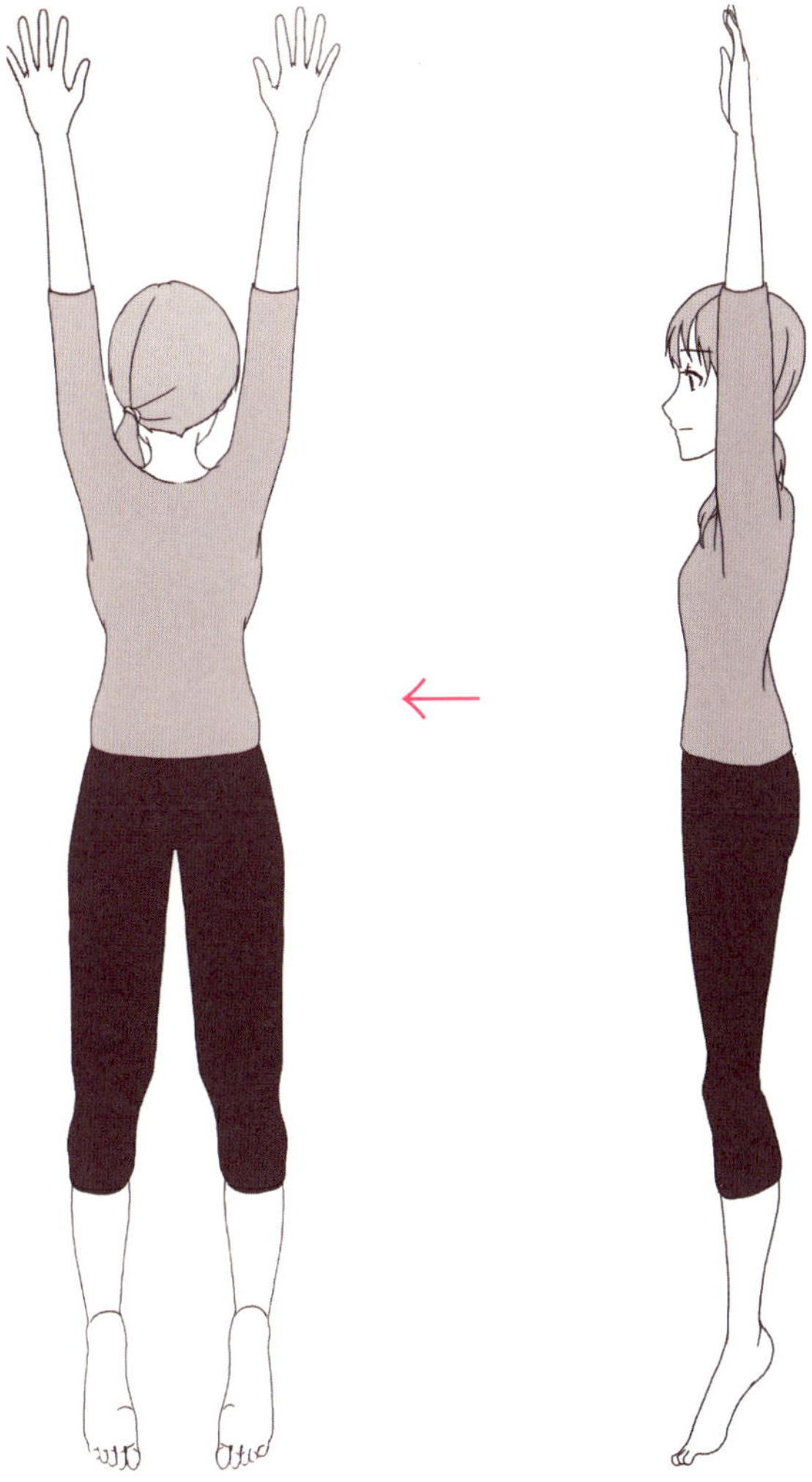

## 寝起きのストレッチ3 体をひねる

効果 ウエストやヒップをひねることで、子宮・卵巣の血流が増すうえ、シェイプアップも期待できます。

*1*

仰向けに寝ころび、両膝を立ててから、右足先を左の膝の上に乗せる。

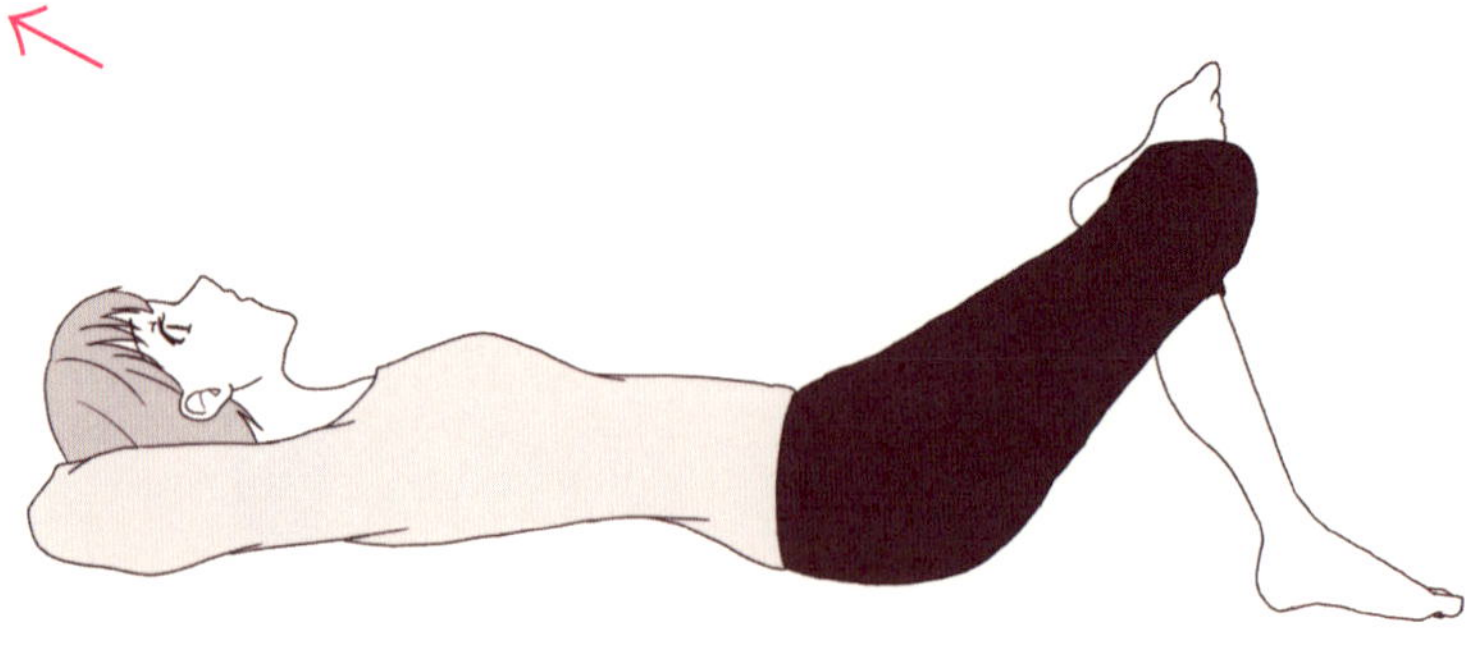

## 2

上体をゆっくりと左へひねる。上体を戻したら、右方向へもひねる。

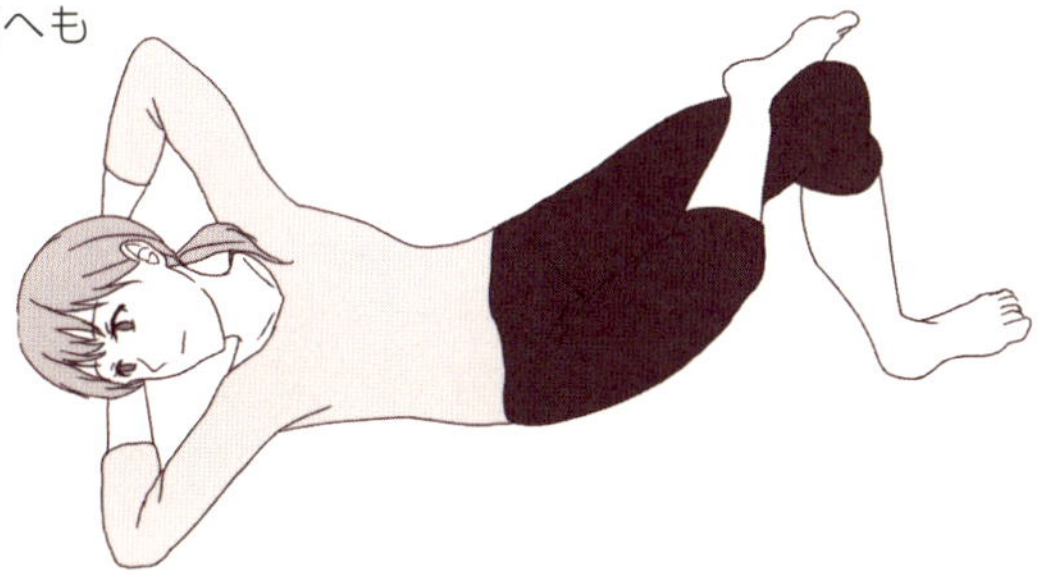

## 3

①〜②を３〜５回繰り返したら、足を反対に組み替えて同様に。

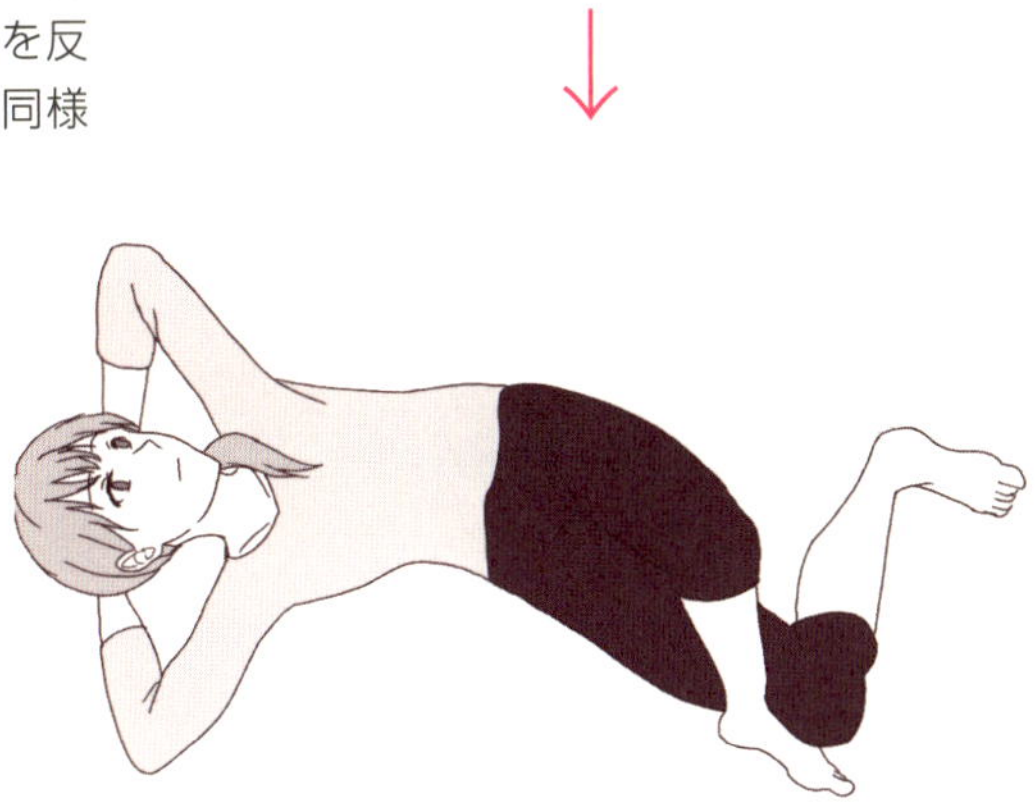

## 寝起きのストレッチ 4 脚を折り曲げる

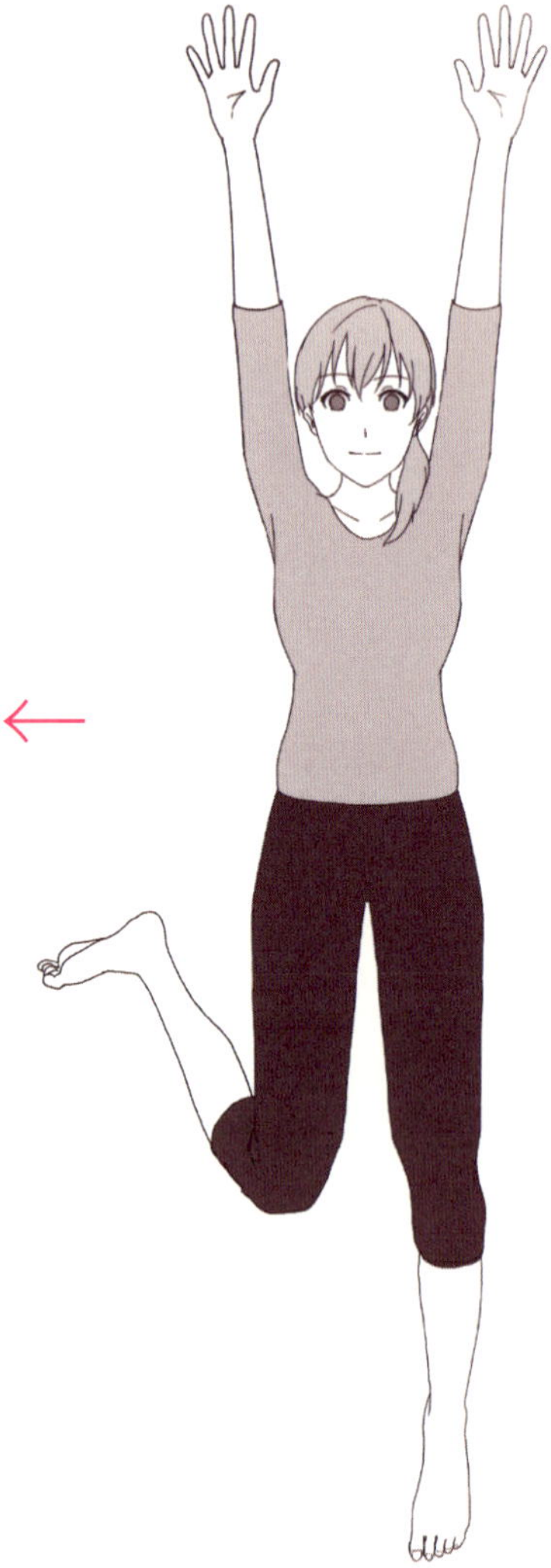

**効果**

太ももや腰がストレッチされ、下半身の疲れや冷えを取り除きます。

### 1

仰向けのまま、右膝を外側に開いて折り曲げ、10～20秒キープする。

## 2

次に左膝も同様に
折り曲げる。

## 3

1～2を3回くり
返す。

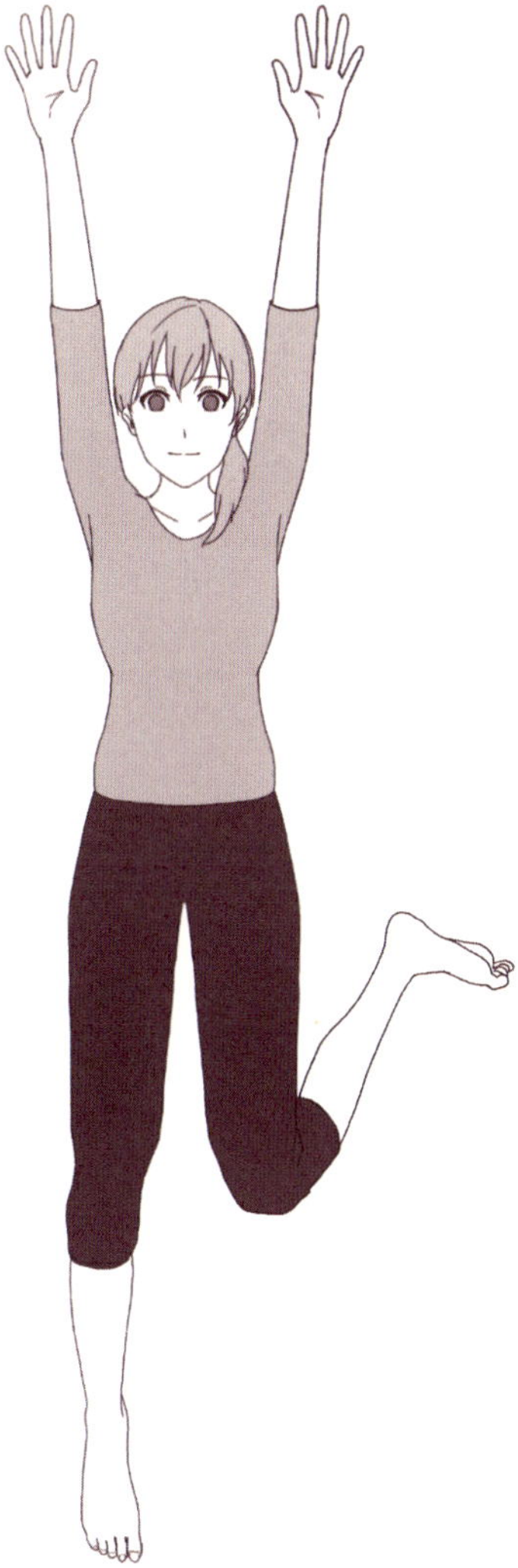

# 寝起きのストレッチ５ 猫のポーズ

**効果** 背中全体がストレッチされ、肩から腰にかけて疲労が改善します。

*1*

今度はうつ伏せになり、四つん這《ば》いの格好をする。

*2*

ヘソを見るように頭を下げて、みぞおちがもっとも高い位置にくるように意識しながら、背中を丸めて押し上げる。５秒ほどキープして元に戻す。

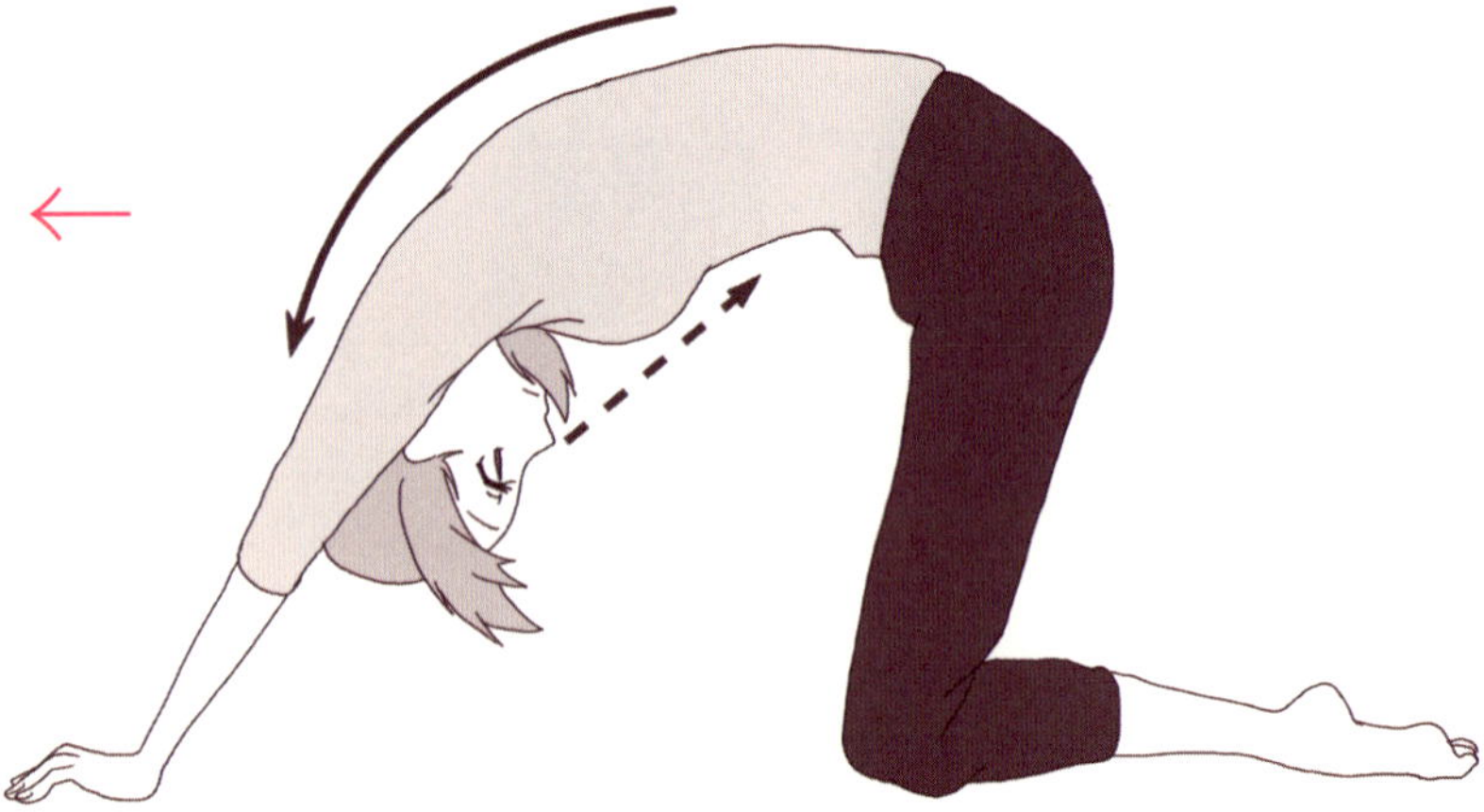

## 3

次に、四つん這いの格好から、首を上に伸ばし、背中を反《そ》らす。5秒ほどキープ。

## 4

1～3を3～5回くり返す。

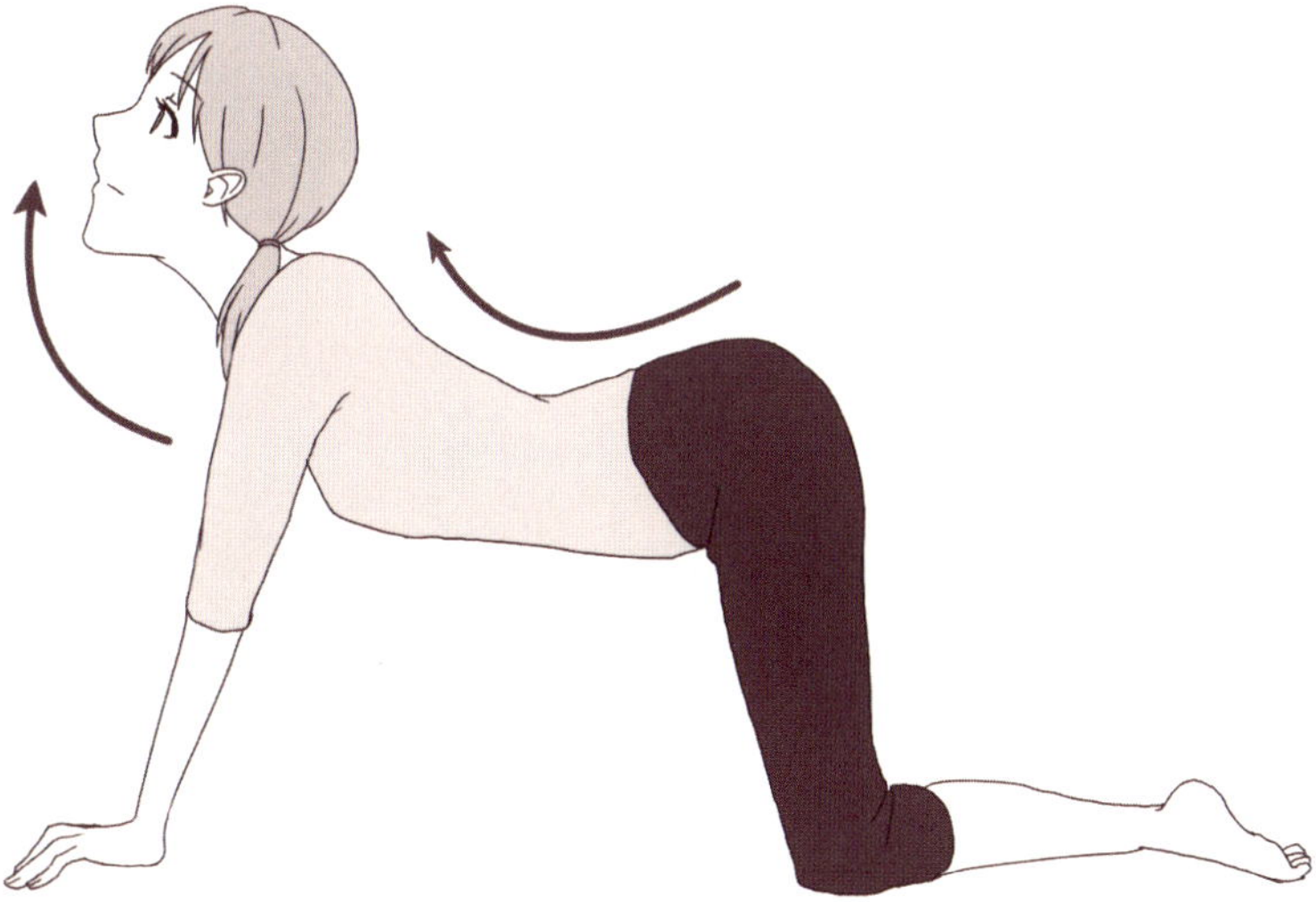

## 寝起きのトレッチ 6 脚を伸ばす

効果 腰から下半身全体がストレッチされ、腰の疲れや脚のむくみが解消します。

*1*

四つん這いの姿勢から、右脚を後ろに伸ばして5～10秒キープする。つま先までピンと伸ばすこと。

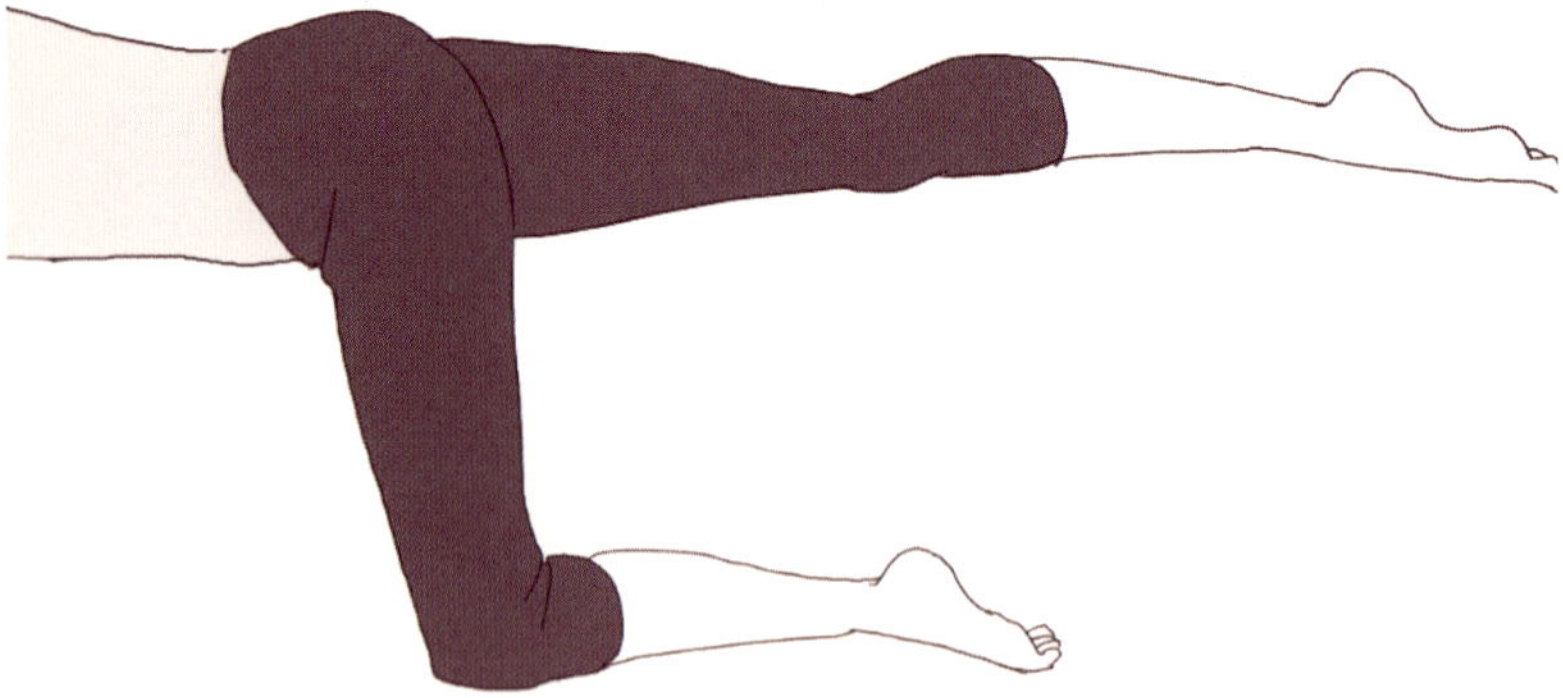

←

## 2

次に左脚も同様に。

## 3

1～2を3～5回
くり返す。

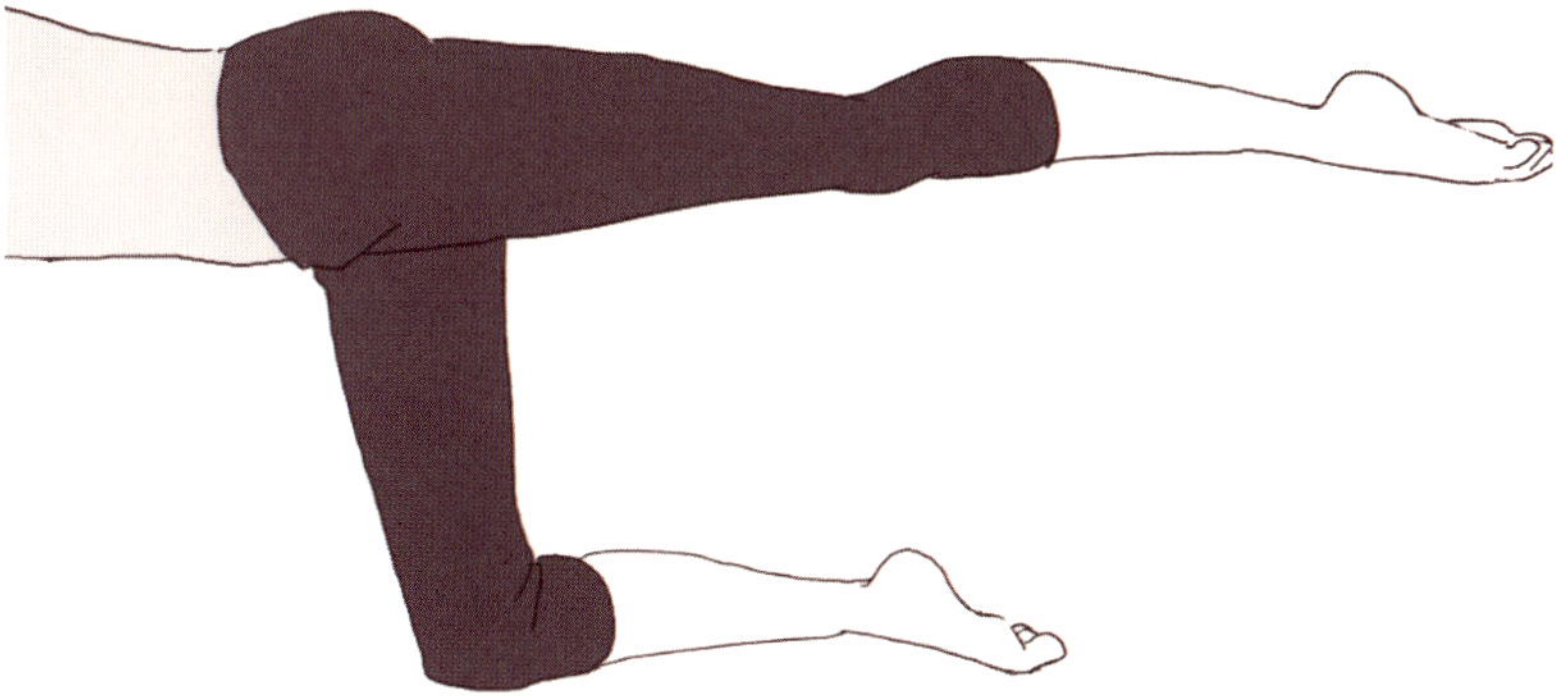

## 寝起きのストレッチ 7 両脚を浮かせる

**効果** リンパを刺激することで、脚の血流がよくなり、冷えを解消します。

*1*

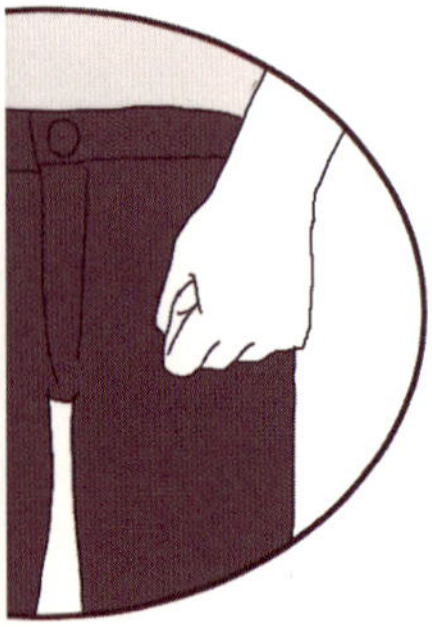

うつ伏せになり、両手をグーにして脚のつけ根（鼠蹊部《そけいぶ》）にあてがい、その状態から、上半身と両脚を少し浮かせる。5～10 秒キープ。

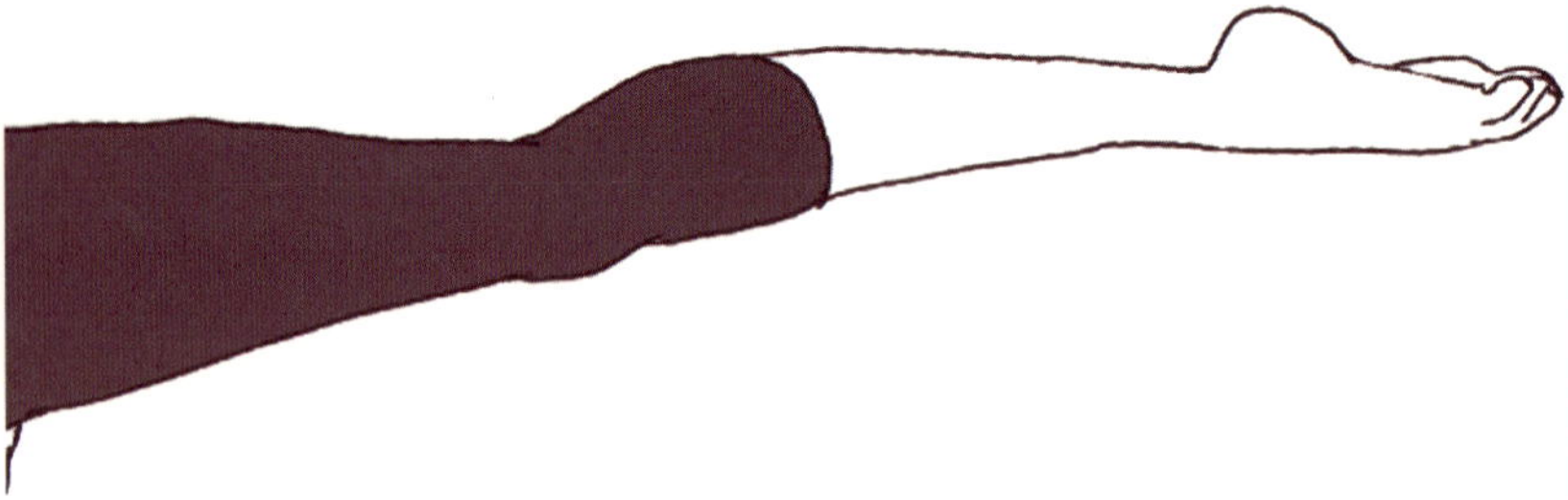

*2*

①を３～５回くり
返す。

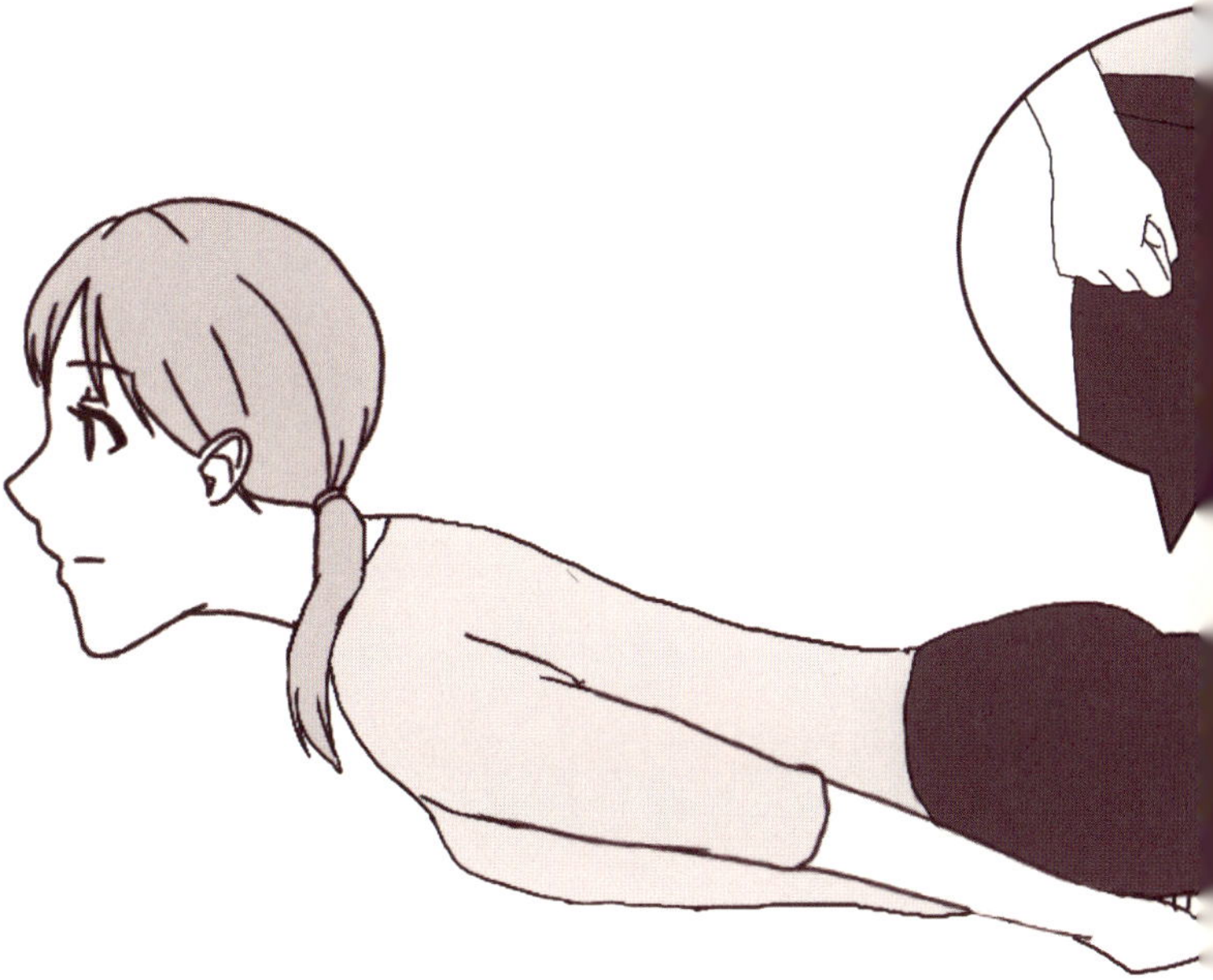

## 寝起きのストレッチ 8 両腕、両脚を上げる

**効果** 顔から腕、お腹、脚すべての血流を高めて全身活動モードへ……。

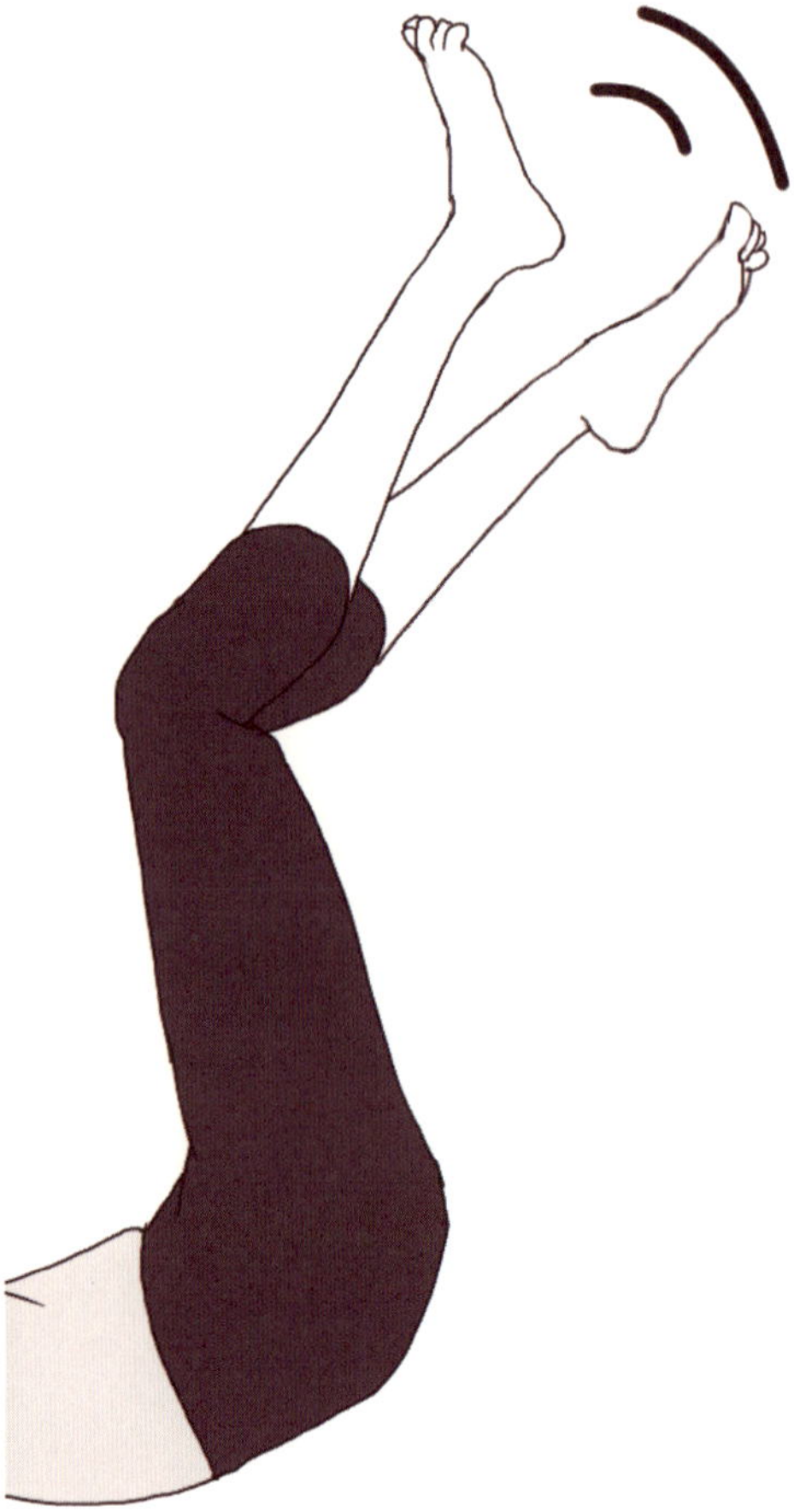

1

仰向けになり、両腕、両脚を真上に上げて、20 ～ 30 秒ほどブラブラと震わせる。これで寝起きのストレッチは終了となります。

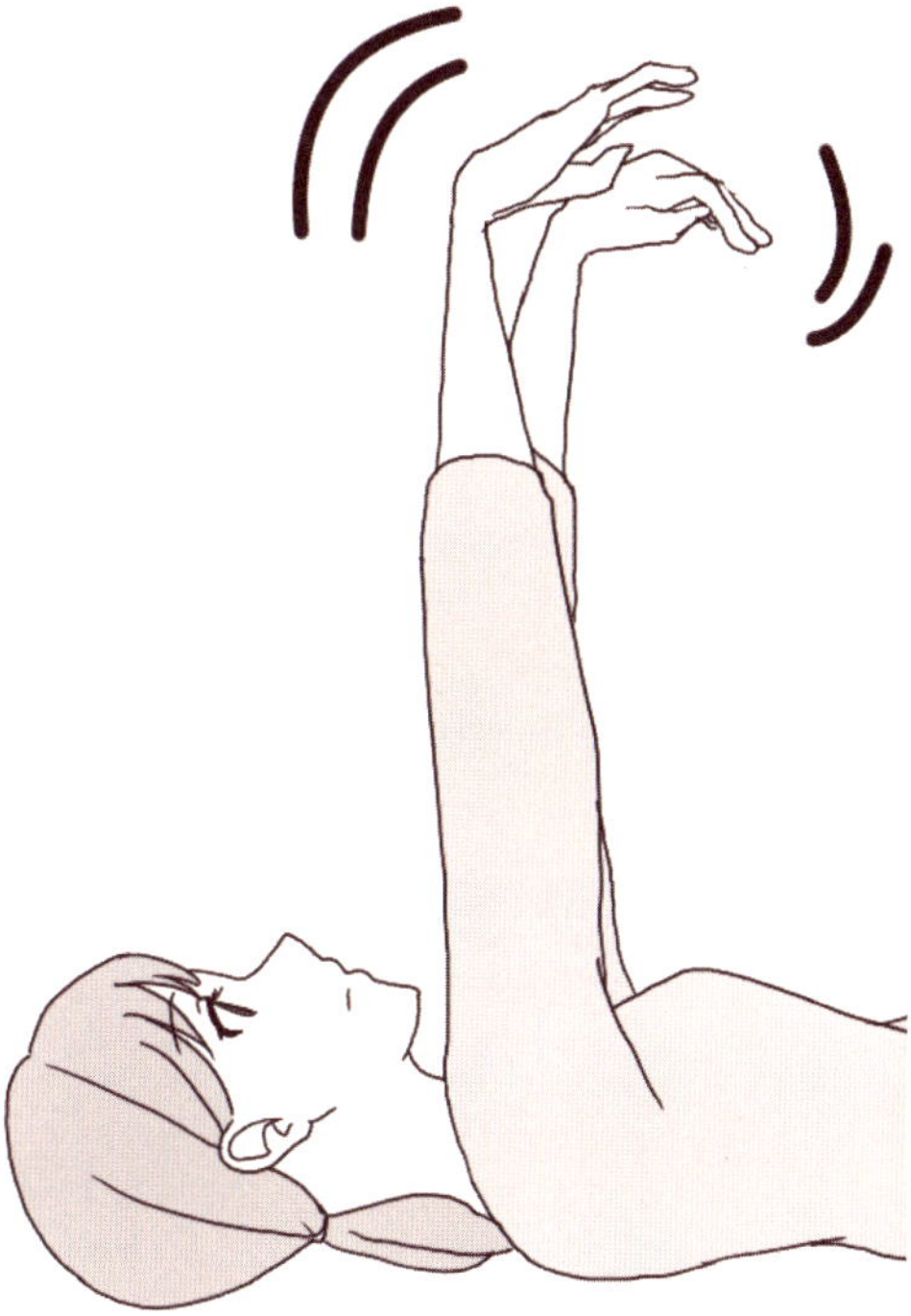

# 腹式呼吸をする

効果　冷え対策を図るとともに、自律神経の働きを整えます。

1

仰向けに寝ころんだまま、鼻から息を大きく吸って、お腹をふくらませていく。すべて吸いきったところで、3～5秒息をいったん止める。

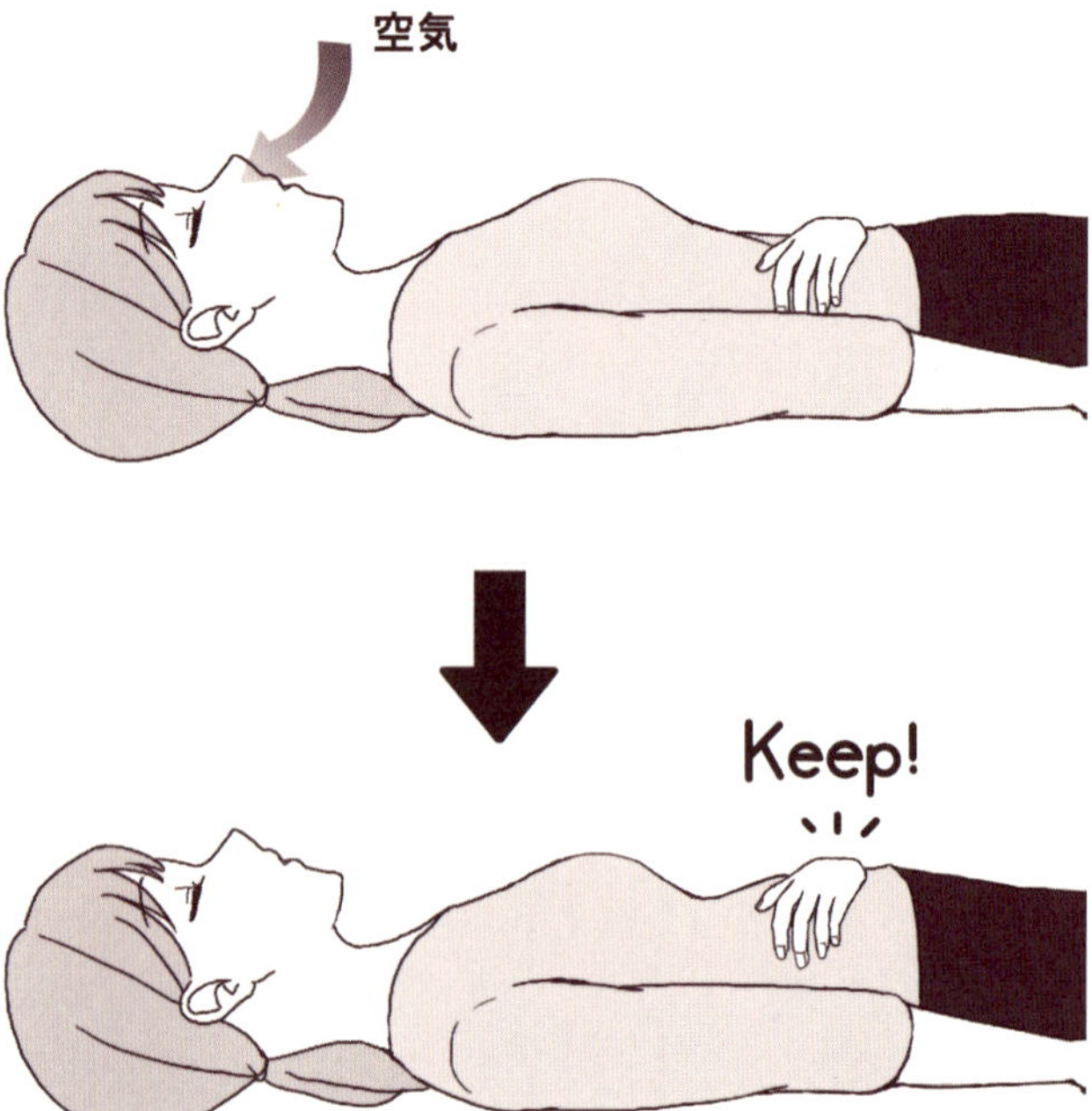

## 2

次に、口からゆっくりと息を吐きながらお腹をへこませる。その際、ノドの奥を広げて「ハァー」と小さな音を立てるように吐き出すこと。完全に息を吐ききったら、再び3～5秒いったん息を止める。

## 3

①～②を3～5回くり返す。

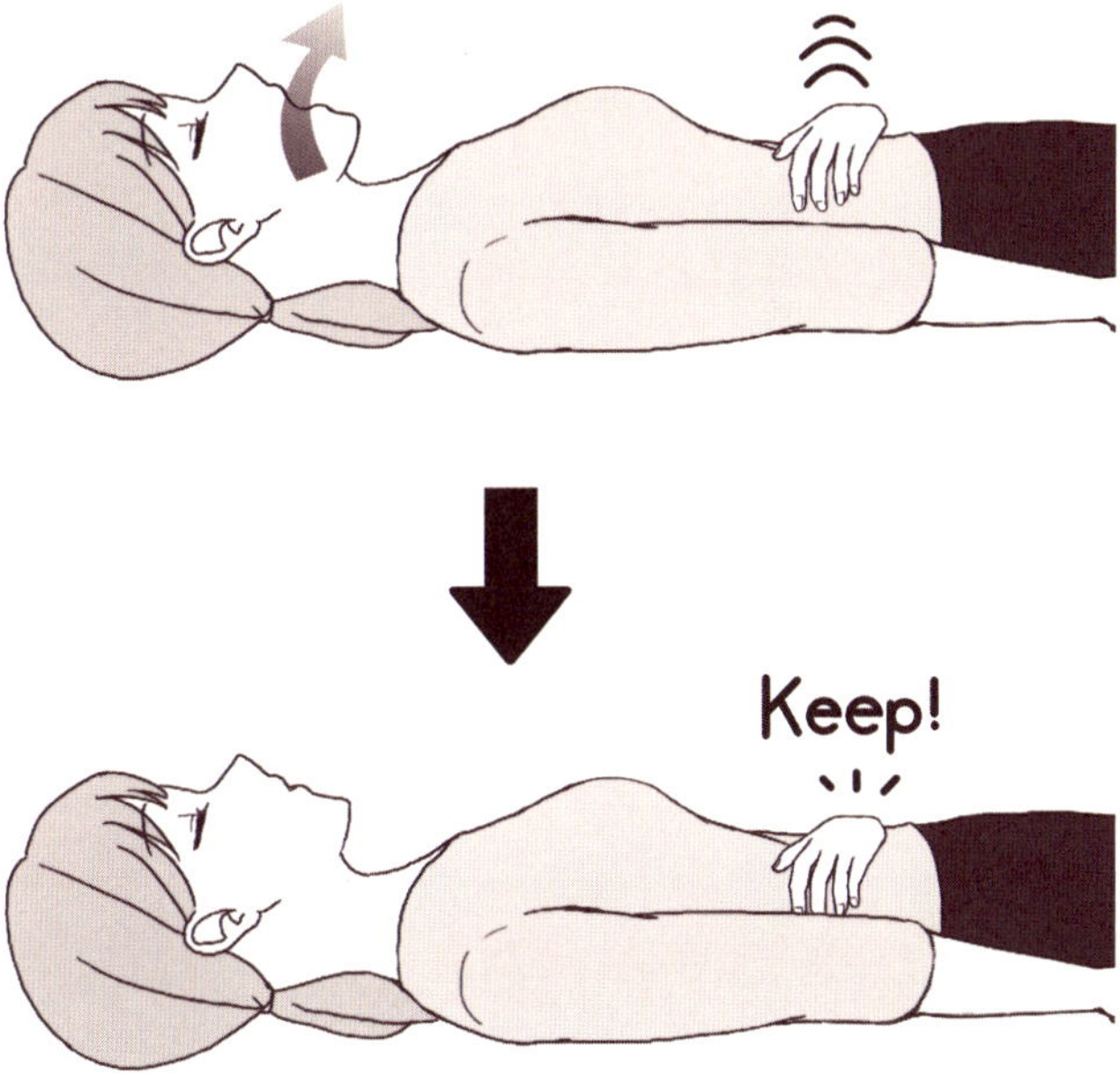

朝の温活
7:20 a.m.

# 2 白《さ》湯《ゆ》を飲む

白湯を飲んで体内を温めると、内臓機能が活発に働いて、血液やリンパの流れを促進します。また、ぬるめのお湯を一気に飲むことで、停滞している便を押し流す効果を発揮します。

**内臓の温度が1℃上がると、基礎代謝は10〜12パーセントも上がるとされます。**このため、朝の寝起きに白湯を飲用すれば、溜《た》まった老廃物が便や尿といっしょに効率よく排出できるのです。

インドの伝承医学「アーユルヴェーダ」では、「白湯は消化力を上げて、胃腸を浄し、毒素を排除する」と伝えられています。200〜500ccの白湯を飲んで全身の流れを促して、健康的な体を導きましょう。

**作り方**　いったん沸騰させたミネラルウォーターを40℃前後ぐらいまで冷まします。
**飲む量（目安）**　200～500cc

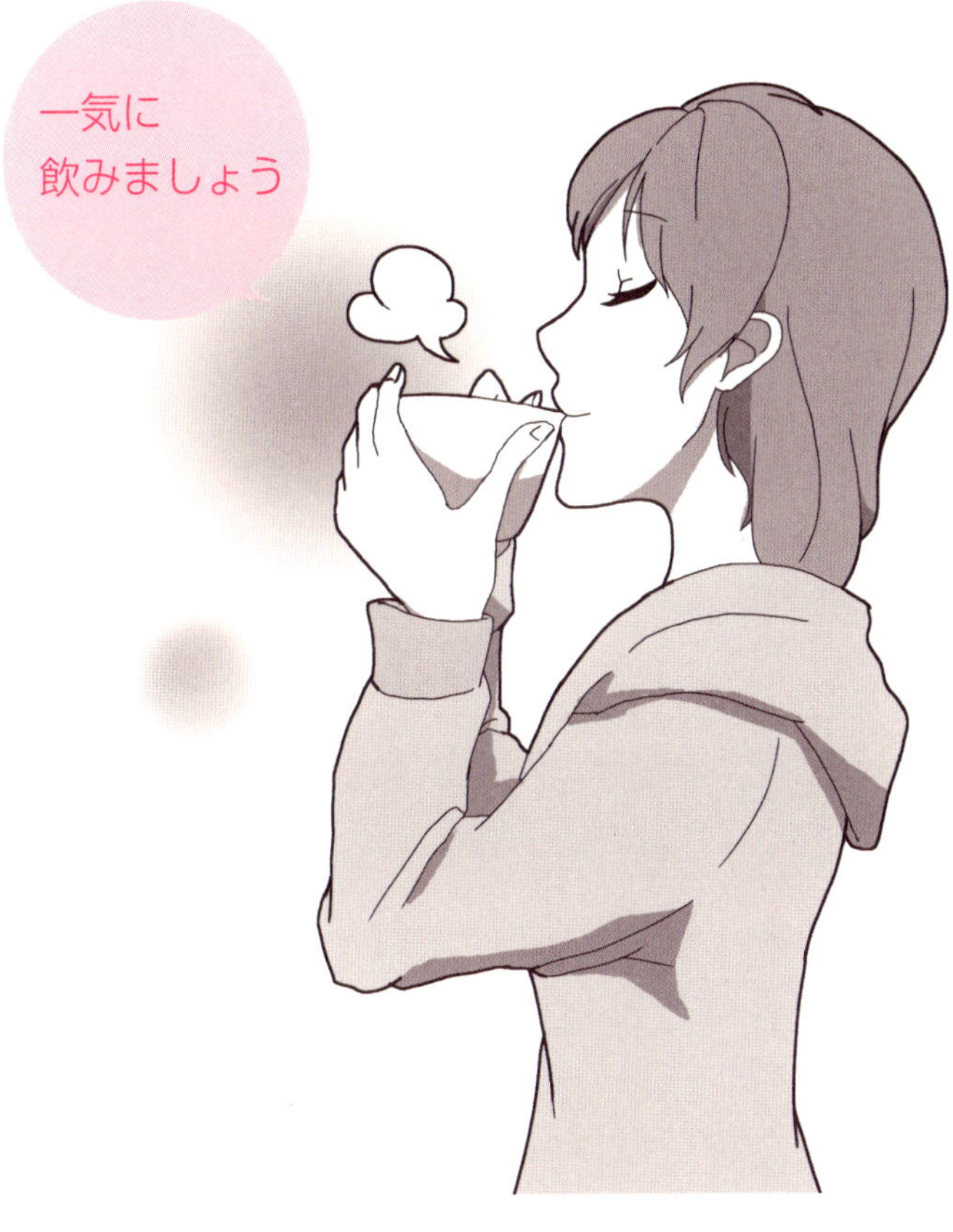

# 3

# 爪切り〜爪もみ

朝の温活

7:30 a.m.

体内に溜まった毒素の排出ルートは、健康な人の場合で大まかに、便＝75％、尿＝20％、汗＝3％、毛髪＝1％、爪＝1％という割合です。

このデータからわかるように、**実は爪からも微少ながら毒素が出ているのです。**したがって、「1日たっぷり温活」を実行する日には、爪のメンテナンスも心がけましょう。

爪は、健康をあらわすバロメーターとも言われ、現在かかえている不調や病気の予兆まで察することできるとされます。

左の表を参考に、爪を切る際には、いつもと変化がないかを気遣いながら行ないましょう。

爪切りのあとには、爪をしっかりともみます。

爪の生えぎわは、体のあらゆる臓器や器官に通じるツボがあります。

これをもむことでリンパ球が増え、自律神経が整えられます。

**爪をひとつずつ、縦横丁寧に10～20回ほど押しもんで、免疫機能の回復をはかりましょう。**

### 爪からわかる不調との関係

**色**

白い＝貧血や腎臓に関係
黄色い＝肝臓や肺に関係
赤い＝甲状腺や心臓に関係

**形**

横線＝糖尿病や腎臓病に関係

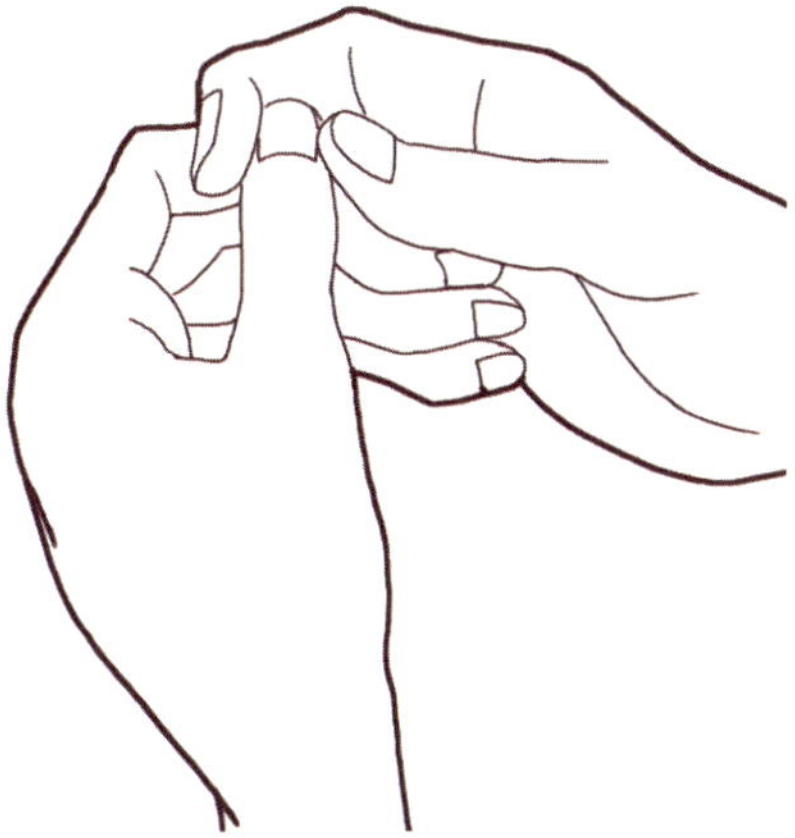

# 4

# 「温活」朝食を摂ろう

朝の温活

8:15 a.m.

日本は、世界でも類《るい》をみない食材の宝庫と言われます。

季節を問わずに、美味《おい》しいものがいつでもどこでも手に入ります。

しかしその昔は、暖かな季節には体をクールダウンさせるようなものを、また寒い冬には温める種類の食材を自然に摂ってきました。

このような四季に合わせた食生活が、健康を育《はぐく》んできたことは言うまでもありません。

ところが今の食のスタイルといえば、何でも簡単手軽に買えてしまう便利さがゆえに、「食べること」に対する意識が軽んじられつつあります。

このような風潮は、人々の体をむしばみ、結果として体調不良を引き起こす要因のひとつにもなっているとも考えられます。

**「その人の体は、その人の食べるものからできている」**

この言葉を念頭におき、「温活」に適した食事についての専門的なお話を、オリンピックの女性トップアスリートの栄養指導も手がけられる、宇田真紀子先生よりうかがいます。

姿見の前で、にっこりしたり、ため息をついたり……、女性には外見の悩みが多いようです。

でも、まず関心を持ってほしいのが、毎日の体調チェック。

朝、気持ちよく目覚める。そしてお通じもよく、朝食も食べて、背筋をピンと伸ばして外出。

みなさまは、いかがでしょうか。

寒くて夜になかなか寝付けない、便秘が続いて食欲がないなど、そのような少しの不調でも長く続くと、顔色やお肌の調子、そして仕事や遊びなどさまざまな活動への意欲も低下し

### 宇田真紀子先生経歴

管理栄養士、健康運動指導士、一般社団法人日本栄養管理サービス協会栄養管理室室長。
オリンピック選手を含むスポーツ選手の栄養サポートをはじめ、企業・養育・医療機関における栄養指導や相談に対応。妊婦や乳幼児のための調理実習講師なども務める。

てしまいます。

そんな不調の中でも、女性に多いのは「冷え」。

そこで、冷え性の原因を毎日摂る食事から考えてみましょう。

よく、生姜紅茶を飲んでいるのに、冷え性が治らないといったお悩みを伺うことがあります。もちろん、体を温める食品として第一に上げられるのは、生姜です。

しかし、一つの食材だけで、体質改善はなかなかできません。基礎代謝を上げて体温を上げるためには、筋肉量を増やす必要があります。筋肉のもとになる良質なたんぱく質を摂り、吸収をよくするビタミン類も合わせて食べることが必要です。

そして排泄を促す食物繊維や貧血予防の鉄分など、バランスのよい食事を摂ることが理想です。

しかし、毎日忙しくて料理をする時間も、買い物に行く時間もない。または、そもそも料理が苦手で自炊をしない。このような人たちも大勢いるのではないでしょうか。

大切なポイントですが、手の込んだ料理だけが体に良いとは限りません。電子レンジを利用したり、お鍋で一度に煮込んだり、シンプルな料理で十分です。

「自分の体の中に入る食材は何か」が、わかることが大切なのです。

私にはムリと初めからあきらめず、まずは簡単な温活料理に挑戦してみてください。

案外簡単で体の調子が良くなるかもしれません。

そこで、いくつかの温活料理のレシピを紹介します。食材を減らしたり、切り方を簡単にしたり、アレンジしても、もちろん構いません。まずは自分のペースに合わせて、無理なく取り組んでみましょう。

また、外食や惣菜を購入するときも、ぜひ中に入っている食材のチェックをする習慣をつけてください。

現在は一年中、夏野菜や南国の食べ物が手軽に手に入るので、冷え性の人は特に気をつける必要があります。そして偏《かたよ》った食事が続いたら、「体を温めるスープや煮込み料理」を少し多めに作り置きしてみてはいかがですか。

体を冷やさない食事の回数を、少しずつ増やしていきましょう。

「食べたもので体はできている」

シンプルですが、忘れてはいけない言葉です。

### 体を温める効果が期待できる食材例

玉ネギ・ニンニク・にら・ネギ・生姜・大根・ゴボウ・ニンジン・白菜・イモ類・かぼちゃ・かぶ・ブロッコリー・赤唐がらし・もち米・黒豆・松の実・クルミ・鶏肉・羊肉・イワシ・エビ・カツオ・鮭・紅茶・日本酒・ワインなど

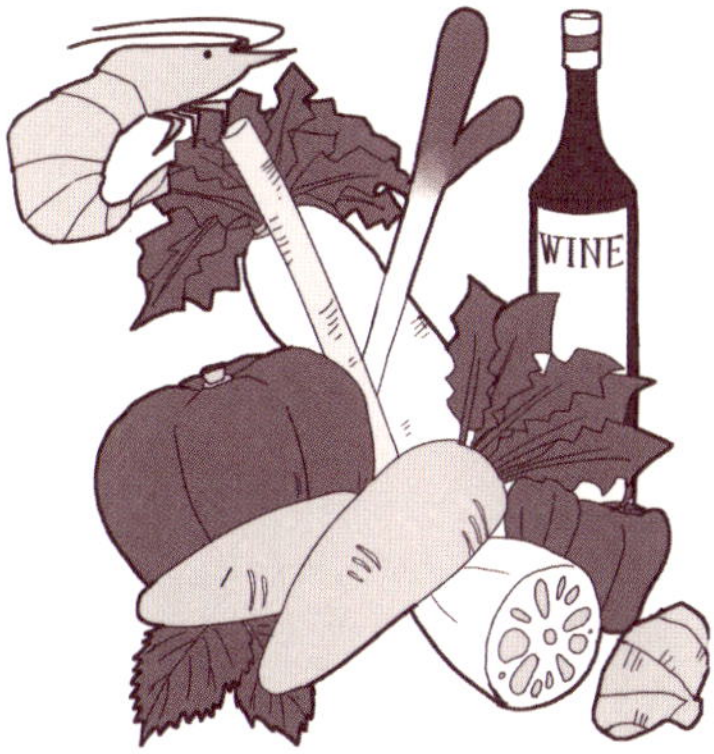


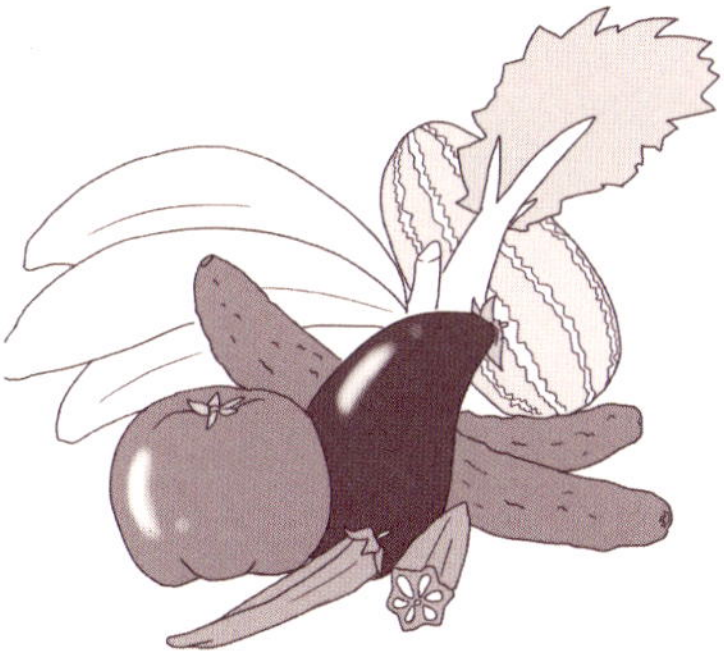

### 体を冷やす効果がある野菜例

きゅうり・なす・トマト・セロリ・オクラ・ウリ・柿・バナナなど

### 調理のポイント

加熱して、温かい料理を食べるようにしましょう。

サラダもできれば、温野菜がおすすめです。

ブロッコリーやほうれん草などは、加熱して密封して冷凍しておけば、無駄にならずに使えます。

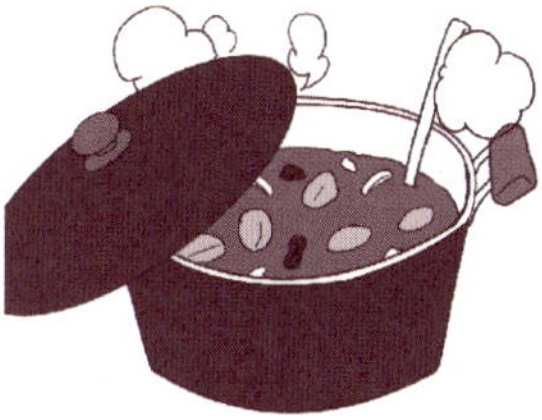

## 体を温める食事レシピ　～「温活」朝食（汁もの類5例）

これからご提案するレシピは、体を温めながら全身の調子を整えるために考案した料理です。

「温活」朝食では、汁もの類を5例を紹介します。日ごろの献立に加えて、作ってください。

材料はすべて2人前です。

# けんちん汁

たくさんの根菜が摂れるので、体が温まり食物繊維も豊富な汁ものです。

＝材料＝

豆腐1/3丁、大根3cm、ニンジン1／4本、シイタケ1枚、ゴボウ1／5本、サトイモ1個、油揚げ1／3枚、こんにゃく1／4枚、小松菜1／5たば、
生姜すりおろし小さじ1/4、
だし汁500cc、ごま油小さじ1/2、
（調味料）
醤油小さじ1、塩少々、酒大さじ1/2

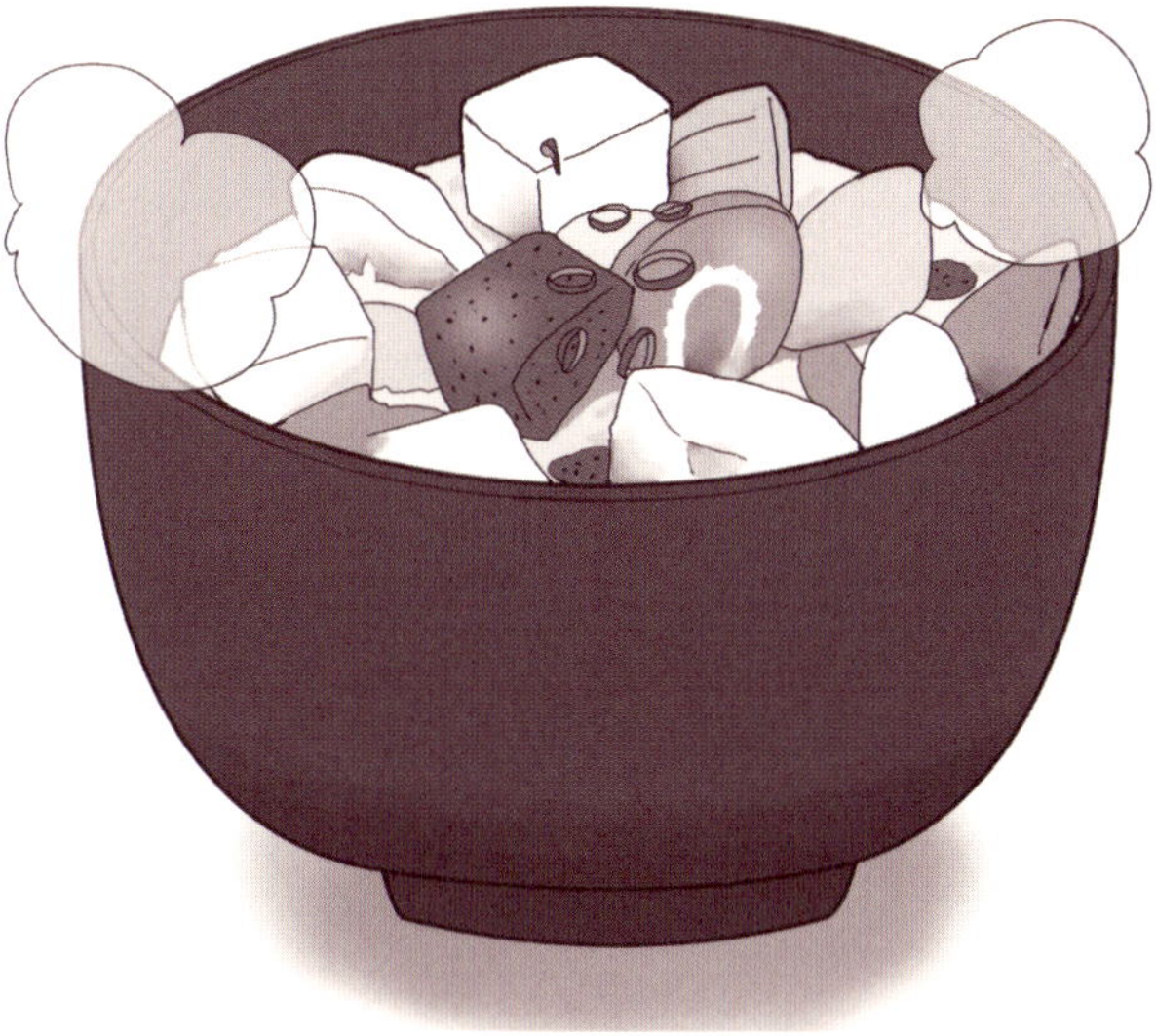

＝作り方＝

1. 大根とニンジンをいちょう切りにする
2. シイタケは軸をとり、4等分する
3. 豆腐は軽く水切りし、一口大に切る
4. ゴボウは薄く皮をこそげ取り、斜め薄切りにする
5. サトイモは皮をむき、大きめの乱切りにする
6. こんにゃくはあく抜きし、一口大にちぎる
7. 油揚げは油抜きし、細切りにする
8. 鍋に油を熱し、豆腐、小松菜以外の材料を炒める
9. だし汁を加え、材料が柔らかくなるまで煮る
10. 豆腐と、3cmにカットした小松菜を入れ、ひと煮立させて調味料で味付けをする

# 手羽先スープ参鶏湯風《サムゲタン》

手羽元から鶏のだしやコラーゲンが摂れる、優しい味のスープです。

＝材料＝

鶏手羽元６本、ゴボウ１／３本、甘栗２個（サツマイモでも可）、
もち米大さじ２、生姜の薄切り１かけ、ニンニク１かけ、
クコの実６～８粒、万能ネギ２本、水600～800cc
（調味料）
酒１／４カップ、塩・黒コショウ少々

＝作り方＝

1. ゴボウは薄く皮をこそげ取り、拍子切りにする
2. ニンニク・生姜は、薄切り
3. もち米は洗って、15～30分浸水させる
4. 万能ネギは小口切り
5. 手羽元は骨にそって、包丁で２カ所筋を入れる
6. 鍋に水４カップ入れ、酒・塩・手羽元・ゴボウ・米・生姜・ニンニク・クコの実を入れて火にかける、あくを取り蓋をして、弱火で約20分煮る
7. 甘栗を加え、塩・コショウで味を調え、火を止めたあとに万能ネギを散らす

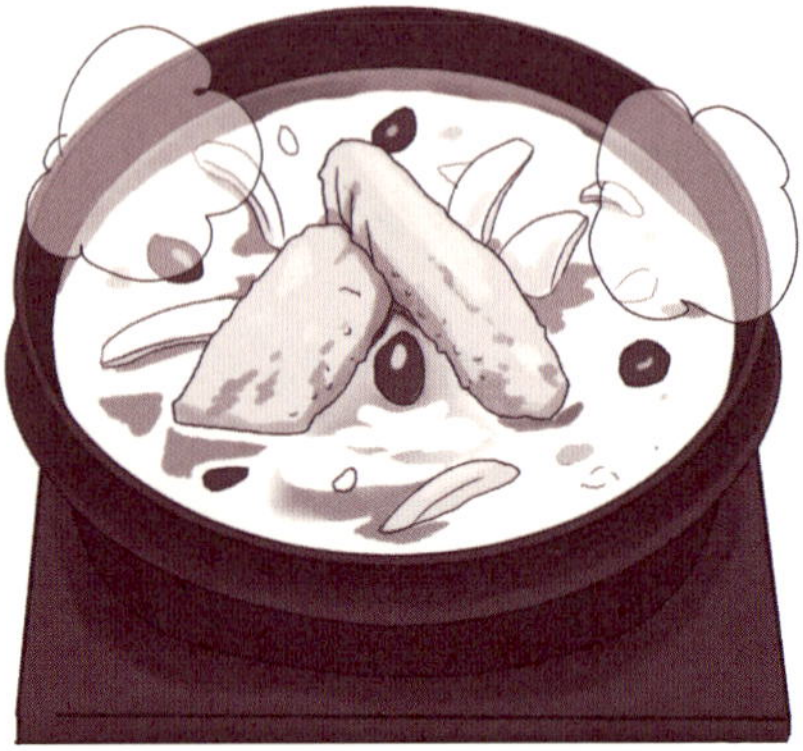

# ニンジンと生姜のかきたまスープ

大量に作り置きする場合は卵を入れずに保存し、食べる直前に溶き卵を加えましょう。

＝材料＝

ニンジン 1 / 2 本、生姜 1 カケ、長ネギ 1 / 2 本、チキンブイヨン小さじ 1、
卵 1 個、ワカメ少々、
ごま油小さじ 1/2、水 500cc、塩・黒コショウ少々

＝作り方＝

1. すべての野菜を千切りにする
2. ごま油で野菜を炒める
3. 水を 500cc 加え、あくを取りながら煮込む
4. 戻したワカメを一口大に切り、加える
5. 中華だし（コンソメ）、塩・コショウで味を調える
6. 溶き卵を加えて、火を止める

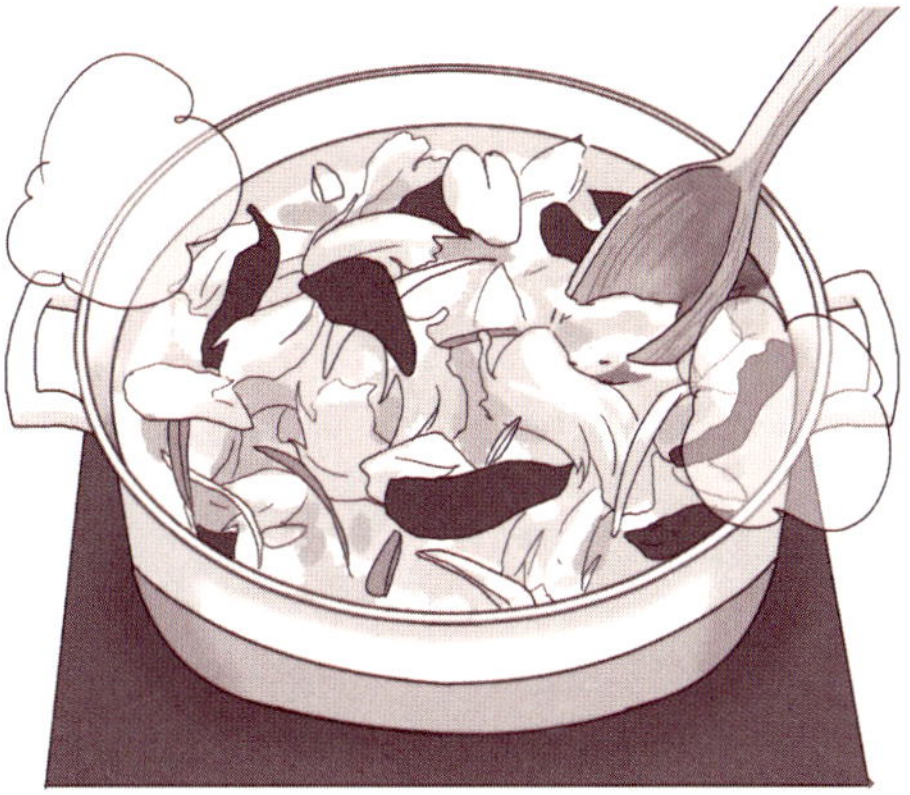

# 鮭のかす汁味噌

酒粕は栄養価が高く、栄養成分としてたんぱく質や炭水化物、食物繊維やビタミン類、さらに有機酸やミネラルなどが含まれています。

＝材料＝

甘塩鮭１切れ、大根 3cm、ニンジン１/ ４本、ゴボウ１/ ４本、
こんにゃく１/ ４枚、長ネギ 10cm
だし汁 500cc、酒粕 80 ｇ、味噌大さじ２

＝作り方＝

1. 酒粕は浸るくらいのぬるま湯に浸し、柔らかくする
2. 塩鮭は熱湯にくぐらせ、ざるに取り、骨を取っておく
3. 大根・ニンジンはいちょう切りにする
   ゴボウは皮をこそげ取り、斜め薄切り
   こんにゃくは下茹でしてあくを取り、２ｃｍ角・厚さ５㎜程度切りにする、
   長ネギは小口切りにする
4. だし汁にネギ以外の材料を入れ、中火にかけ、あくを取り、蓋をして 15 分程度煮る
5. 酒粕と味噌をあらかじめ柔らかく溶いておき、煮汁に加える
6. 弱火で 10 分ほど煮込み、仕上げにネギを加える

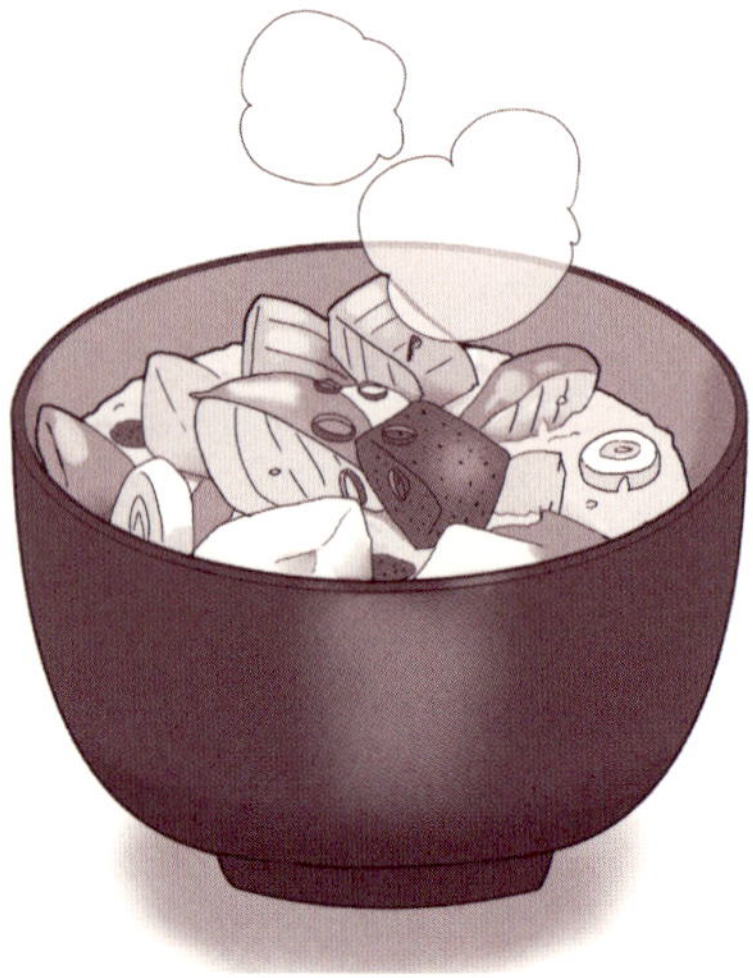

# ボルシチ風スープ

寒い国での定番料理を簡単にアレンジします。

＝材料＝

牛バラ肉 200 g、玉ネギ 1 / 2 個、ニンニク 1 カケ、キャベツ 1/4 個、
ニンジン 1 / 2 本、ジャガイモ 1 個
ビーツの缶詰 1/ 2 缶、トマト水煮缶 1/4 缶、水 450cc、
赤ワイン 50cc、コンソメ顆粒小さじ 1、ローリエ 1 枚、
オリーブオイル小さじ 1、トマトケチャップ大さじ 1、
塩・コショウ少々

＝作り方＝

1. 鍋に油を少量引き、玉ネギとニンニクを色づくまで炒める
2. 次に牛肉を加えて、表面に焼き色がつくまで炒める
3. 赤ワインを加え、煮立たせる
4. 3. に、水とコンソメ、ローリエを入れ、大きめの拍子切りにしたニンジンを加える
5. ニンジンが煮えたら、輪切りにしたビーツと一口大に切ったキャベツ、トマト水煮、トマトケチャップを加える
6. 6 等分したジャガイモを加えて、柔らかくなるまで煮込み、塩コショウで味を調える

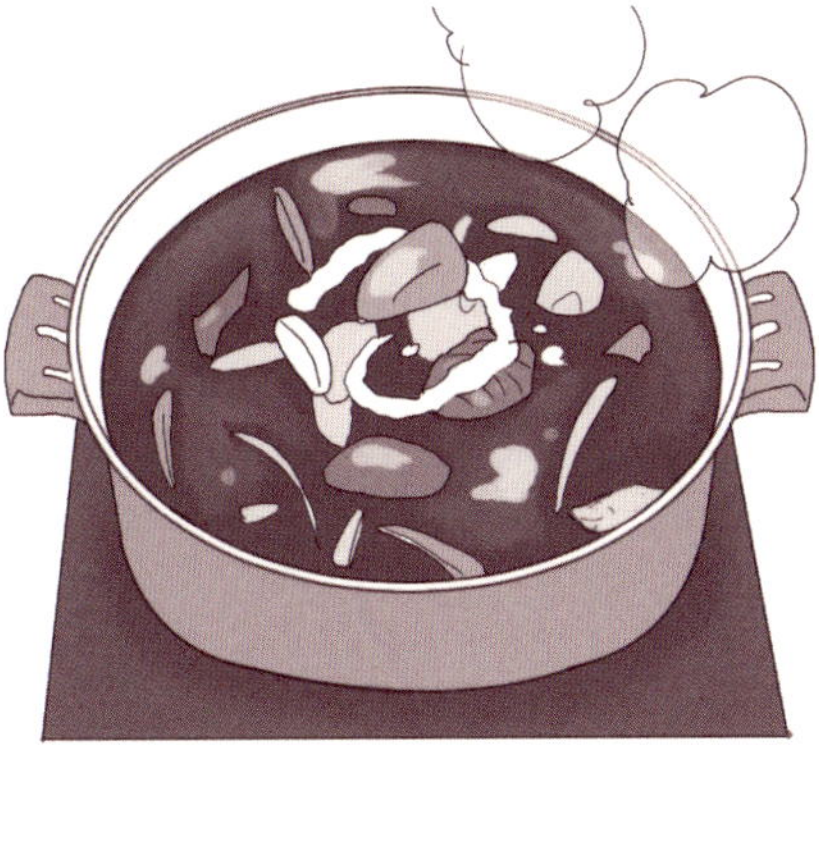

Column.1

# 朝食後の自由時間の過ごし方

食後すぐに激しい運動をしたり、「温活」を行なうと、内臓に血液がいきわたりすぎて、体に負担が生じる場合があります。

しかし、反対にじっと休んでいればいいかというと、それはそれで消化力を妨げてしまいます。

ですから朝食後の時間は、部屋の掃除や洗濯などをすると、ちょうどよい運動量になります。

せかせかせずに、ゆったりとした気持ちで行ないましょう。

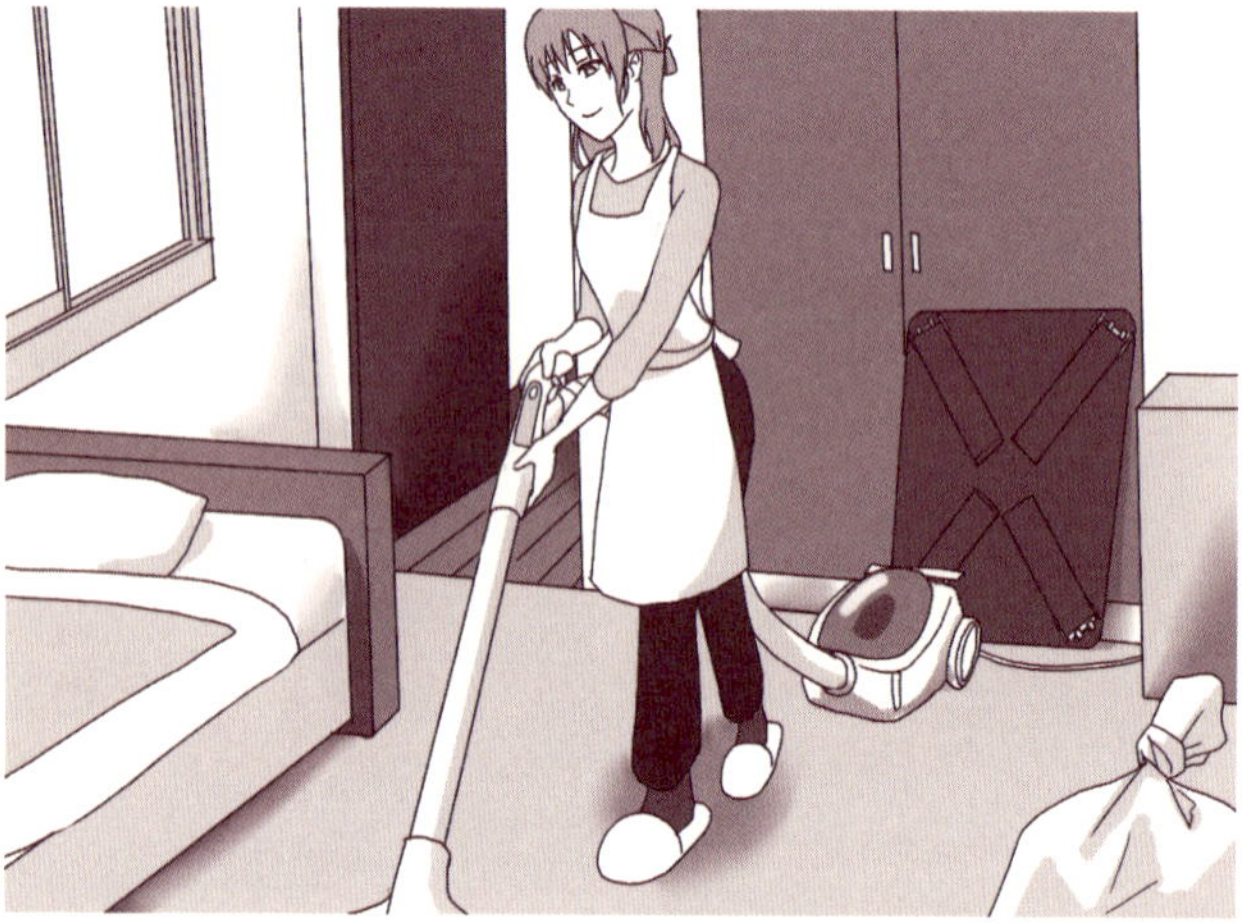

# 5

# ハーブティーを飲む

朝の温活

9:40 a.m.

天然の薬草と呼ばれるハーブには、さまざまな効能があり、その種類も豊富です。

冷えや便秘を改善するものや、美肌果のあるものまで、「温活」にはかかせないアイテムと言えます。

**体内に蓄積された老廃物を排出したり、身体を温める効果のあるハーブティーを選んで、ゆっくりと飲用しましょう。**

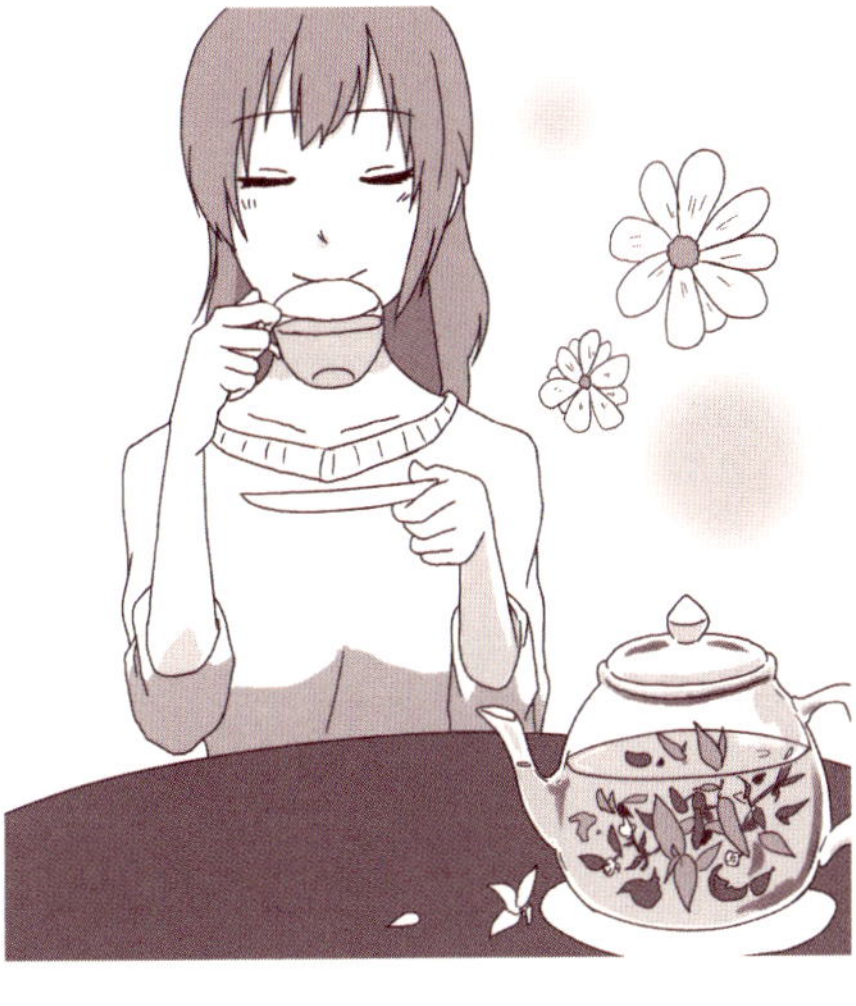

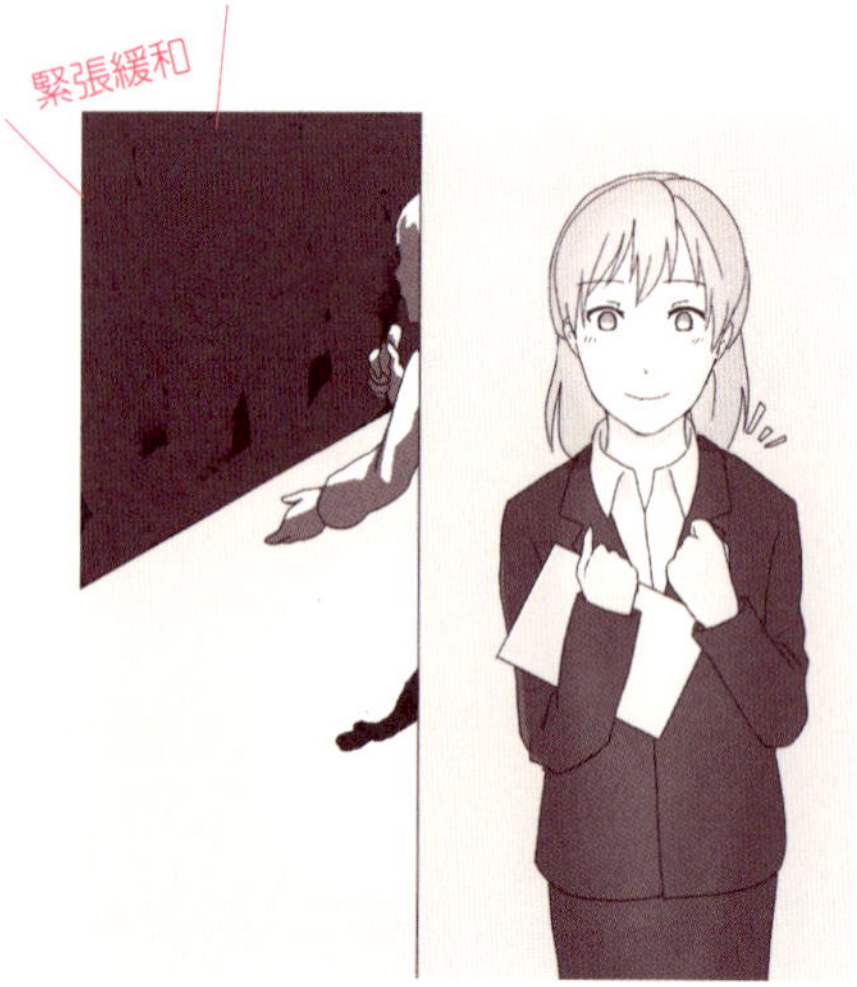


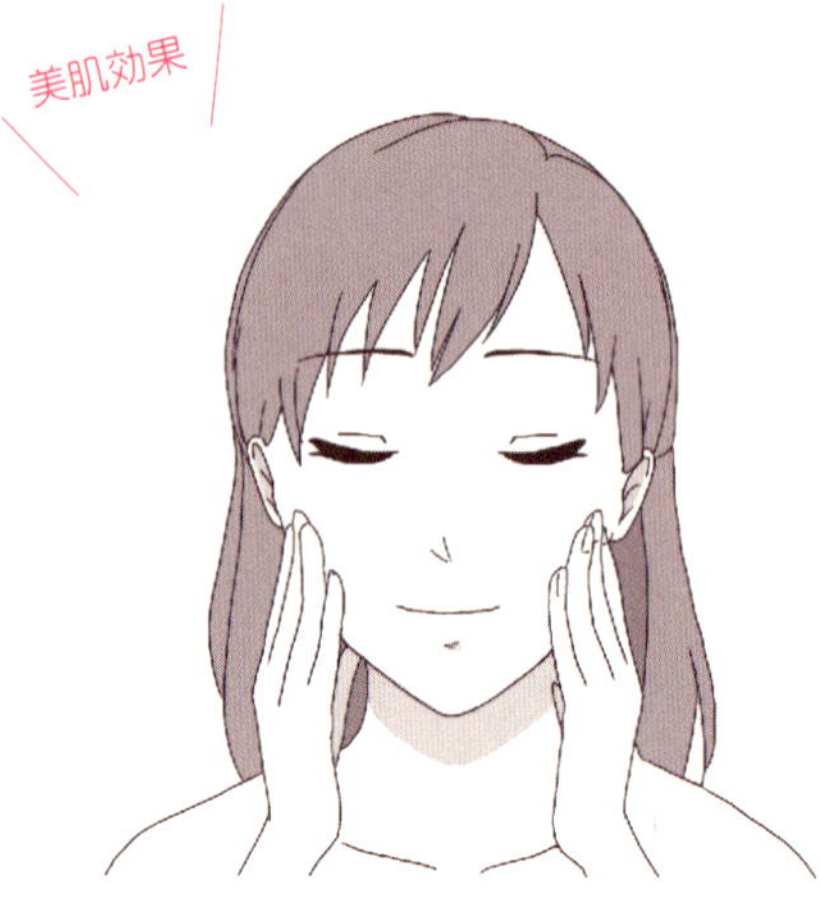


## ハーブの効果

**アップル**　便秘改善・高血圧改善・利尿作用・がん予防

**シナモン**　消化促進・吐き気改善・保温・抗菌作用

**レモン**　解毒作用・疲労回復・老廃物を排出・むくみ改善（ビタミンCを含む）

**ライム**　疲労回復・利尿作用・高血圧改善
［ビタミンCを含む］

**ストロベリー**　貧血改善・血行促進・便秘改善・利尿作用
［ビタミンCを含む］

**バニラ**　精神安定・鎮静作用・緊張緩和

**ラズベリー**　保湿効果・美肌効果・精神安定・生理痛緩和
［出産前後に有効］

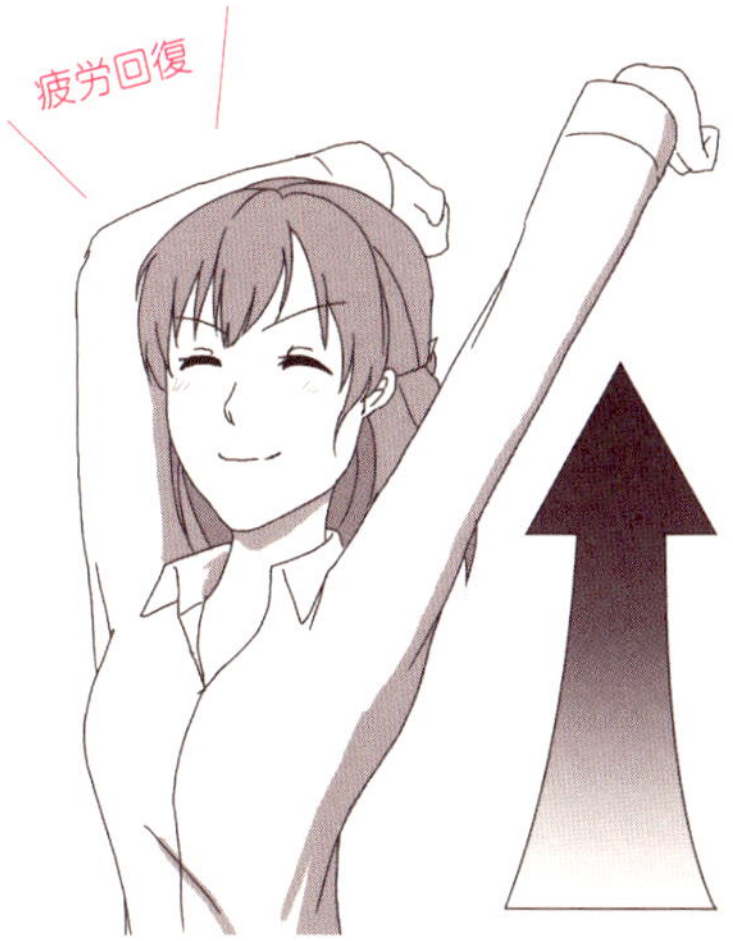


**カモミール**　発汗作用・鎮静作用
［「万能ハーブ」と呼ばれる］

**ローズヒップ**　抗酸化・美肌効果・免疫力UP
［「ビタミンCの爆弾」と呼ばれるほど豊富］

**ジンジャー**　消化促進・保温作用・発汗・抗炎症

**パイナップル**　食欲増進・疲労回復

**パッションフルーツ**　疲労回復・二日酔い回復・貧血改善・PMS（月経前症候群）改善

**ハイビスカス**　疲労回復・食欲増進

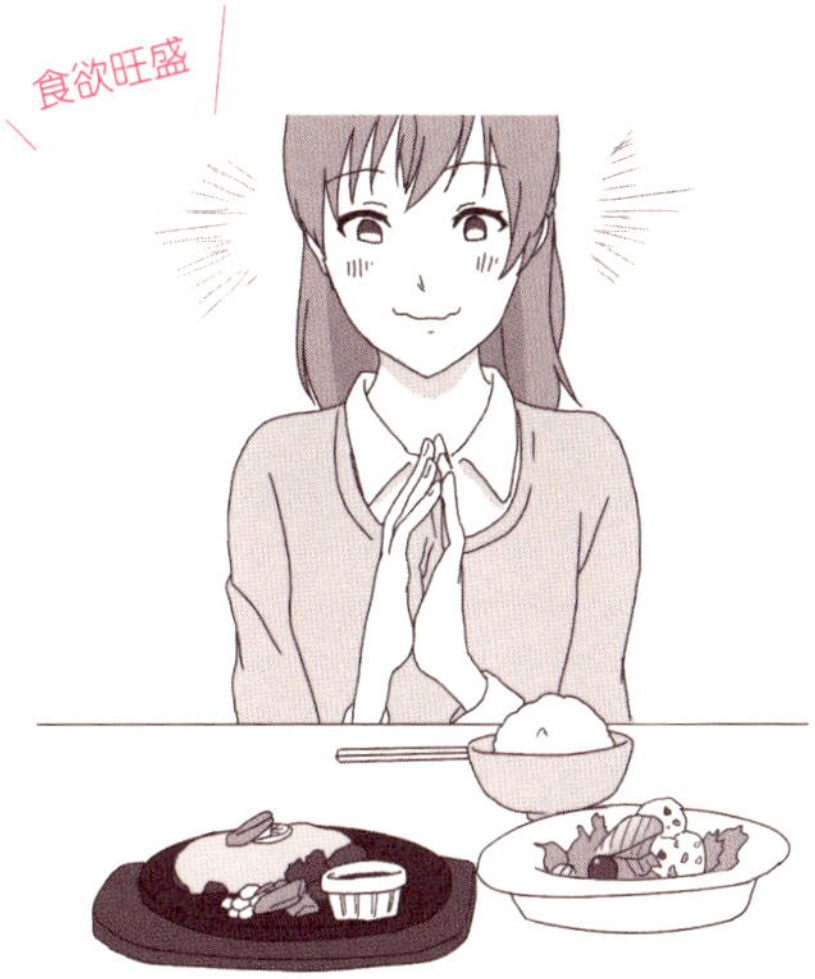

# *Chapter 4*

## 実践！
## 「妊娠体質になるための1日たっぷり温活」②

# 午前中の温活

# 6

# ぽかぽか温活
# サウナマット・デトックス

午前中の温活

9:50 a.m.

「健《すこ》やかな体は、快食・快便から」と言われますが、人は摂った食事を吸収・利用し、排泄することで生命活動を維持しています。

この生理サイクルを1日24時間の中で大まかに分けると、午前中は「排泄」の時間とされます。

前の日の食事において不要となった老廃物を、体外へと排泄します。そして午後から夜にかけては、「摂取と消化」の時間です。

生命に必要なエネルギー源を飲食により摂取しながら、消化へと導きます。

さらに夜から明け方にかけては、「吸収と利用」の時間帯となります。文字通り、食べたものが血となり肉となることを表します。

こうした生理的なしくみを鑑《かんが》みると、**交感神経が活発に働き始める午前中（＝排泄の時間）にたくさん汗をかいて心身ともにデトックスすることが、望ましい温活であると言えます。**

私のサロンで行なっている妊活ケアでは、老廃物を排出するのに効果的な天然植物性のオイルを体に塗布《とふ》し、遠赤外線マットで全身を温めながら流していきます。

そこには心地よい音楽もあります。

トリートメントを受けられたお客様からは、「体が芯から温まり、汗をかいてリフレッシュできました」「本当にリラックスでき、気持ちが和《やわ》らぎました」などの声をいただいています。

そこで、自宅でもサロンに近い体験ができないものかと考えたのが、「ぽかぽか温活サウナマット・デトックス」です。

このメソッドでは、

**①アロマ（精油）による芳香浴を行ない、**

**②安らぐ音楽を聴いて、**

③発汗作用のある植物性オイルを使い、
④温活サウナマットに包まれながら、

ぽかぽかと全身をデトックスしていきます。

4つの方法を組み合わせることで、五感をフル活用しながら慢性的な冷えを解消するスペシャルメソッドです。

## アロマテラピー（芳香浴）の効果

アロマとは、植物から抽出した香り成分（精油）を指します。

森林を歩いたり、花の香りに包まれたりすると、すがすがしく幸せな気持ちになります。

このように自然界が発する香りには、心身をリフレッシュさせる効果があるということです。

その作用を、アロマ（精油）を用いて体現する方法が、「アロマテラピー」です。**植物がもつ自然界の香りを嗅《か》ぐことで脳に働きかけ、心と体のバランスが整えられ、不調やトラブル改善に役立てます。**

アロマにはさまざまな種類があるので、現在気になっている悩みや症状に合わせて選んで使用してください。

## 音楽療法について

私たちの体は自律神経の働きによって、正常な生命活動が営《いとな》まれています。

自律神経には、脈拍や血圧を上昇させ、心身の働きを活発にする交感神経と、安らぎやリラックスの感覚を増幅し、お休みモードへと誘う副交感神経があります。

副交感神経はさらに胃腸の働きを助け、排泄《はいせつ》をスムースに促《うなが》す役割も担《にな》っています。

ところが日ごろから過度なストレスを溜《た》め、緊張状態が続くと、交感神経が優位になって、便秘や胃もたれなどを引き起こします。

そこで心身の疲れを解放する手段として有効なのが、心地よいＢＧＭを聴きながらゆったりとリラックスタイムを過ごす「音楽療法」です。

**スローテンポな曲を聴いてリラックスすることで、体の中では副交感神経が優位に働いて心拍数が落ち着き、ヒーリング効果をもたらします。また、腸の正常なぜん動運動が回復することで、スムースな排便につながります。**

心地よいと感じるお気に入りのＢＧＭを聴きながら「温活」を実施し、全身を緩《ゆる》めていきましょう。

## ぽかぽか温活サウナマット・デトックス

私のリラクゼーションサロンでは、お客様へ妊活ケアを行なわせていただく際に、

安らぐ音楽は副交感神経を
優位にして、快便を促す

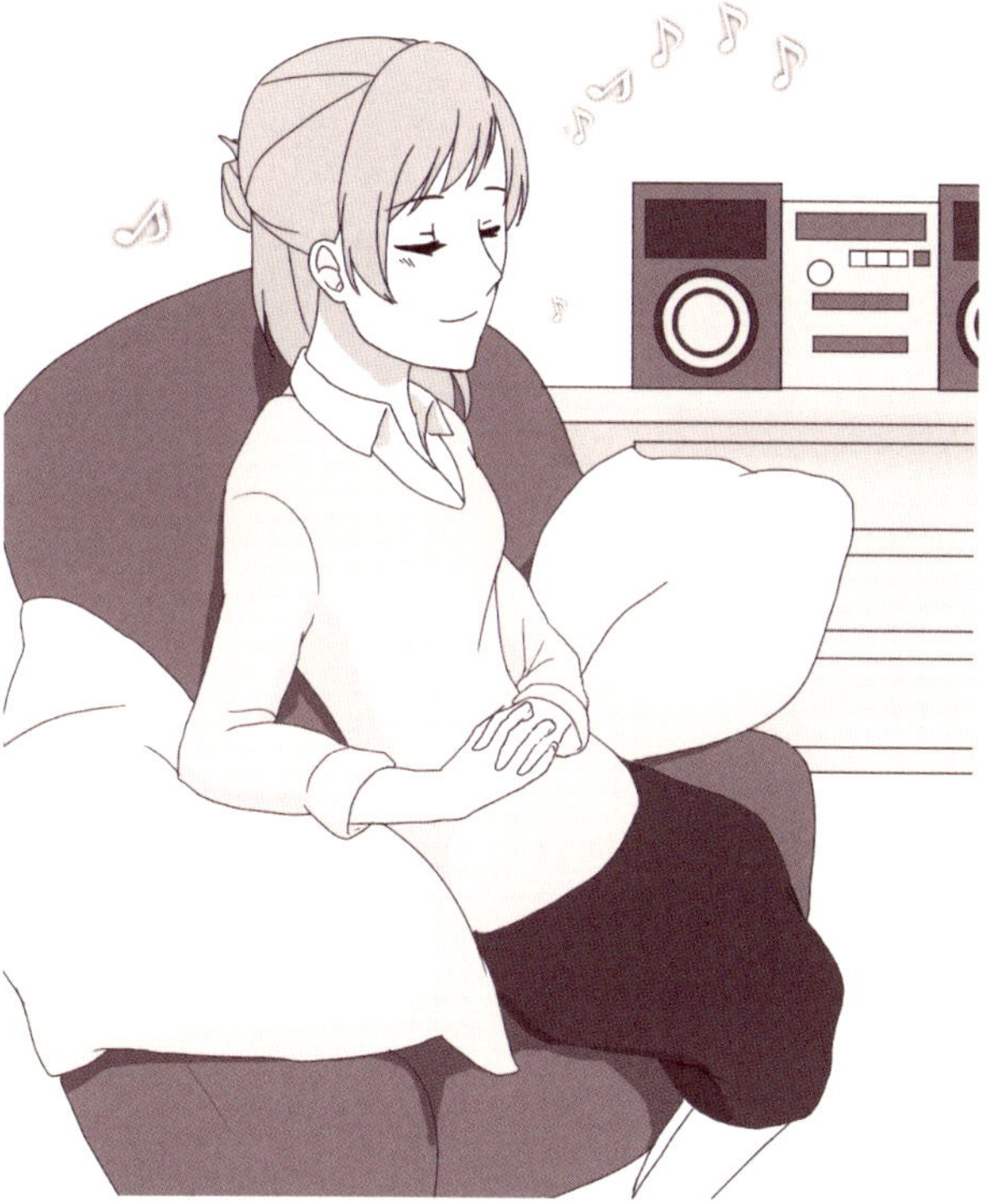

体をしっかりと温める作用のある「温活サウナマット」を使用しています。

遠赤外線効果のあるサウナマットは、全身の深部にまで熱を伝え、冷えを和らげながら汗をかくことのできるアイテムです。

そこで自宅でも、リラクゼーションサロンの心地よい感覚を体現してみてください。

**温活サウナマットにくるまり、20~50分程度ゆったりとした気持ちで横になることで、血流が改善されデトックス効果が高まります。**

安らぐ音楽を聴きながら、香りのよいアロマに癒され、ぽかぽかと全身を温め緩めてあげてください。

個人により体感温度が異なりますが、ほどよいと感じる温かさに調節して、汗ばむ程度の時間を見計らいながら横になってください。

なお、そのまま寝てしまうと低温やけどを起こす原因になりますので、くれぐれも熟眠はしないよう注意してください。

## さらに発汗デトックス効果を高めたい人へ

天然植物性由来のオイルを体に塗布して擦り込み、パラフィンシートで包みます。この状態で温活サウナマットにくるまり温まると、発汗作用がより増して、全身の老廃物を排泄しやすくします。

# 「サウナマット・デトックス」で用意するもの

サウナマット・デトックスを行なうにあたって、いくつか用意していただきたいものがあります。どのようなものがより効果的か紹介していきます。

## サウナマット

温活用のサウナマットを用意してください。体を芯から温めるのに最適です。全身をサウナマットの中にくるまり、心地よく温まりながら発汗を促します。

ex.「ぽかぽか遠赤外線／温活サウナマット」
リラクゼーションサロンで使用されている妊活にも最適な本格デトックスアイテム／7万9,000円（税別）

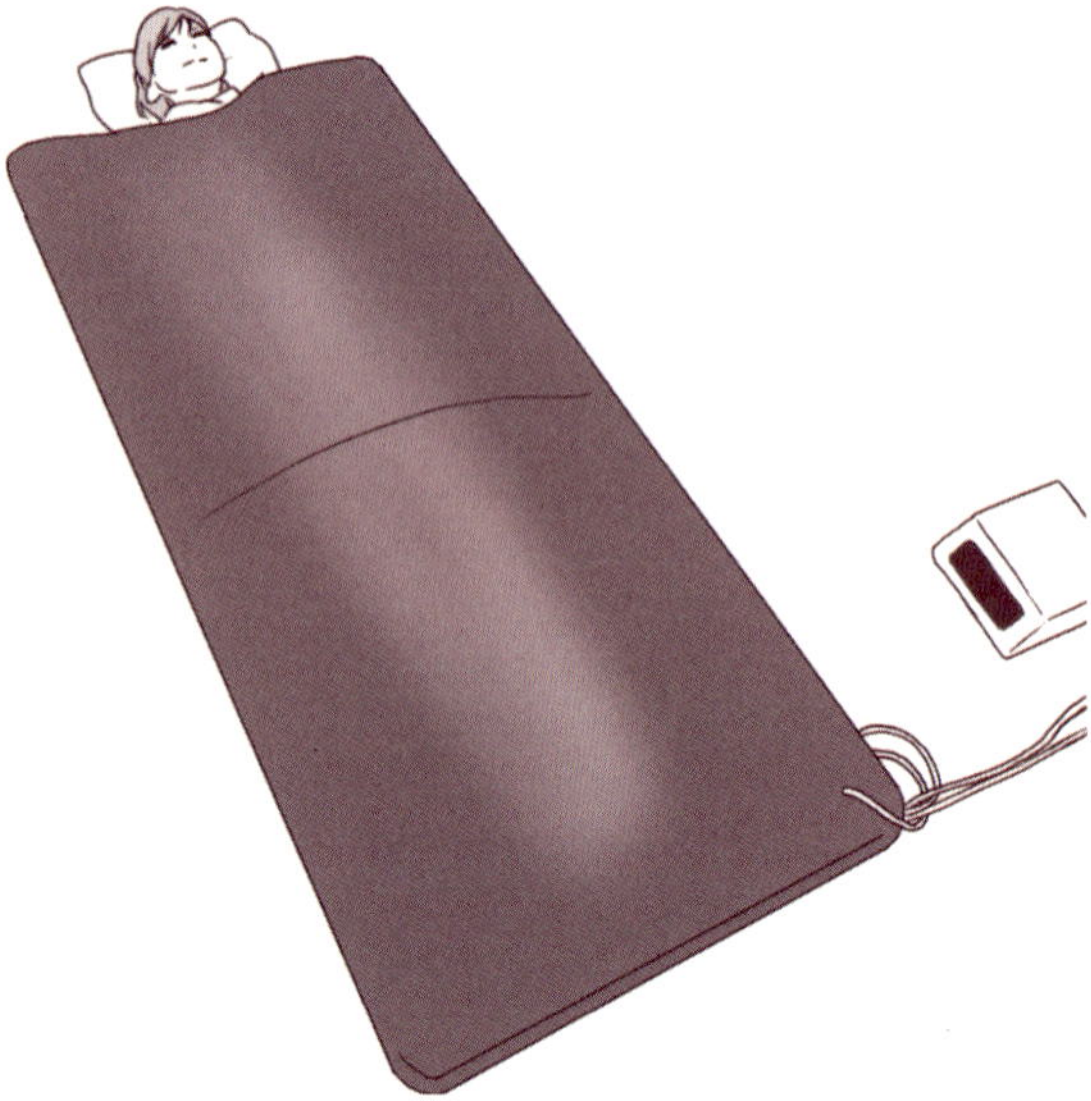

## アロマ（精油）

新陳代謝を高めるものや、反対に穏やかな気分へと誘うものなどがあります。

【使用方法】

小さなお皿にアロマを数滴たらし、少量の湯（20ccほど）で薄めて、下からロウソクであぶります。

ex.100% 天然エッセンシャルアロマオイル／ベルギープラナロム社／ 10ml 2,500 円（税別）～

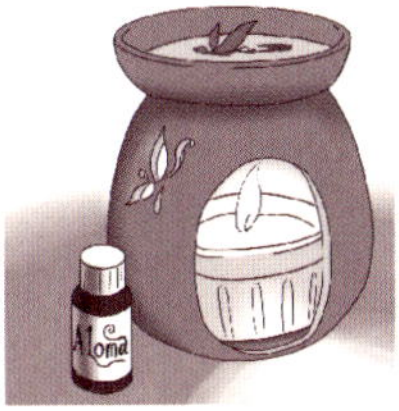


## アロマの種類と効用

| 種類 | 効用 |
|---|---|
| マジョラム | 温める・強壮・癒し・リラックス・鎮静 |
| クラリセージ | 婦人科全般の回復・調整・抗不安・滋養・鎮痛 |
| グレープフルーツ | むくみ・セルライト・ダイエット・冷え性・肝臓機能の不調 |
| ジュニパー | デトックス・むくみ・浄化・抗炎症 |
| サイプレス | むくみ・デトックス・足の疲れ・冷え性・感情を落ち着かせる |
| ゼラニウムブルボン・エジプト | むくみ・セルライト・月経不順肝臓と心臓の機能強化 |
| フェンネル | 消化不良・セルライト・利尿作用・デトックス |
| ペパーミント | むくみ・整腸（便秘、下痢）・消化不良・疲労回復 |
| ペッパー | 消化不良・便秘・脂肪溶解 |
| レモン | むくみ・ダイエット・冷え性・体液の滞留 |
| ローズ | 便秘・ホルモンバランス・ＰＭＳ（月経前症候群） |
| ローズマリーシネオール | うつ・呼吸器・血行促進・緊張緩和 |
| ローズマリーベルベノン | むくみ・冷え・肝機能調整・肥満・ストレス緩和 |
| オレンジスイート | 整腸（下痢、便秘）・消化不良 |
| バジル | ストレス過多・肝臓の不調・腎臓機能の強化 |
| ラベンダーアングスティフォリア | 心・体・感情・精神などすべてのバランスを整える |

## 安らぎの音楽

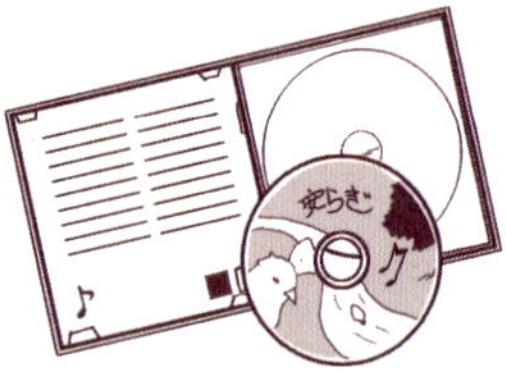


川の流れや小鳥のさえずり、さざ波など、自然界が奏でる音楽。好きなクラシックやジャズ、ニューミュージックなど、聴いて心地よいと感じる曲であればなんでもOKです。

参考BGM　心揺さぶる「ヒーリングミュージック」CD

自然界の音から癒される▶「いのちのみなもと」 約47分　2,667円（税別）
心が安らぎ、血流を促す▶「YASURAGI」 約46分　3,048円（税別）
瞑想時の音楽▶「祈りの歌」 約69分　2,667円（税別）
気持ちが元気になる▶「美しさのエッセンス」 約44分　2,667円（税別）
爽やかな気持ちに▶「緑の喜び」 約48分　2,667円（税別）

## 天然植物成分配合オイル

デトックス効果を高めるためのセルフリンパマッサージ用オイルです。
オイルに含まれるゴマ油には、リグナンやセサミンといった抗酸化作用や毒出し効果の高い有効成分が含まれています。インド伝承医学アーユルヴェーダでも重宝されているオイルです。

ex.「アビヤンガ」
リラクゼーションサロンで使用している本格デトックス天然植物油／300ml／8,000円（税別）

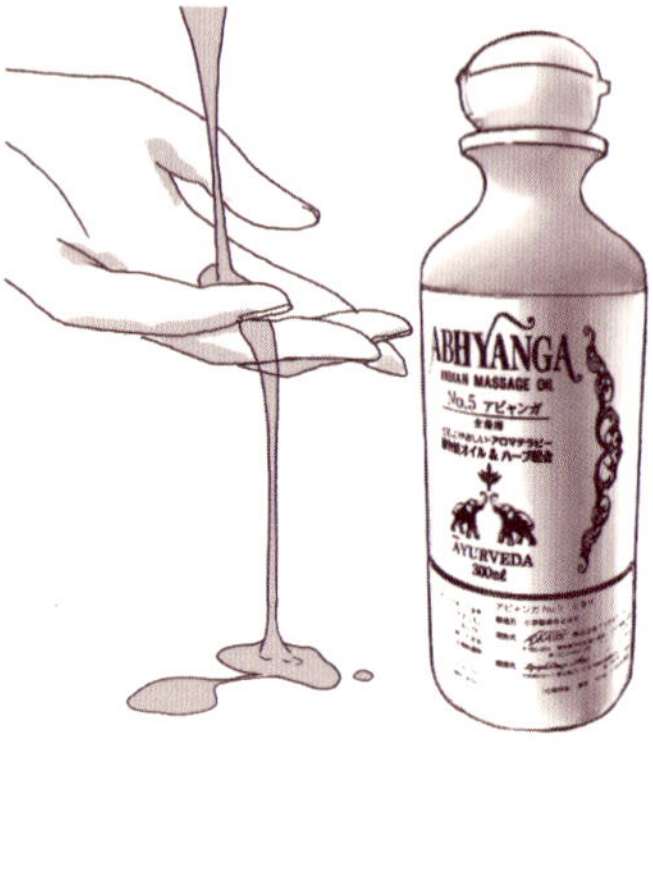

## パラフィンシート

全身をパラフィンシートで包むことで、発汗をより促進させます。

ex. 温感発汗作用を促す、全身包み込めるタイプのパラフィンシート 100 枚入り 5,000 円（税別）

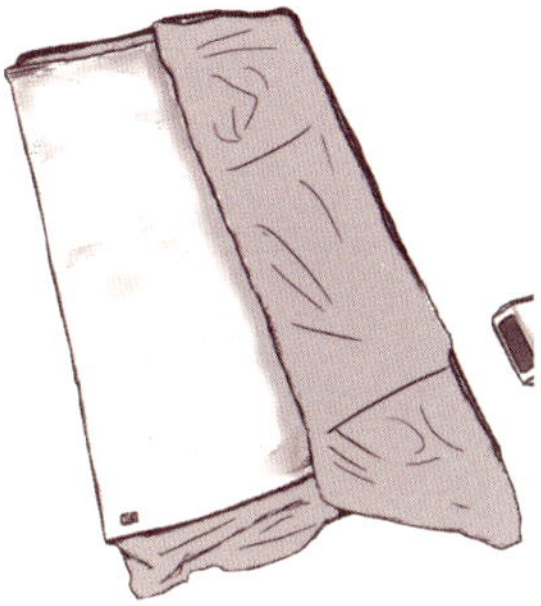

## バスタオル

サウナマットに敷く大きめのタオルシーツと首に巻くタオルほか、温活終了後にカラダを拭くタオルなどを用意しましょう。

ex. 国内最高品質、お肌に優しい今治タオル。タオルシーツ（大）4,900 円（税別）、フェイスタオル 990 円（税別）

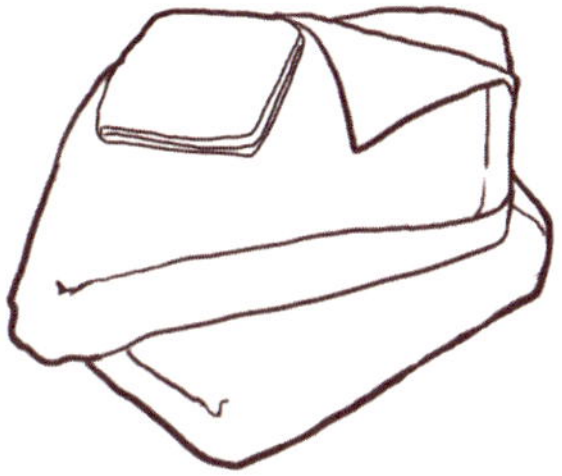

## ホットストーン

デトックスの効果を高めるため、ホットストーンを用意しましょう。サウナマット・デトックスのあとに行なう「ホットストーンマッサージ」に使用します。

【使用方法】

60℃前後の湯のなかに 5 ～ 10 分程度ひたして温めてから使用します。

ex. 熱の伝導効率が高く、促進性に優れた玄武岩、だ円形の持ちやすい薄型タイプ。2 個セット 1,390 円（税別）

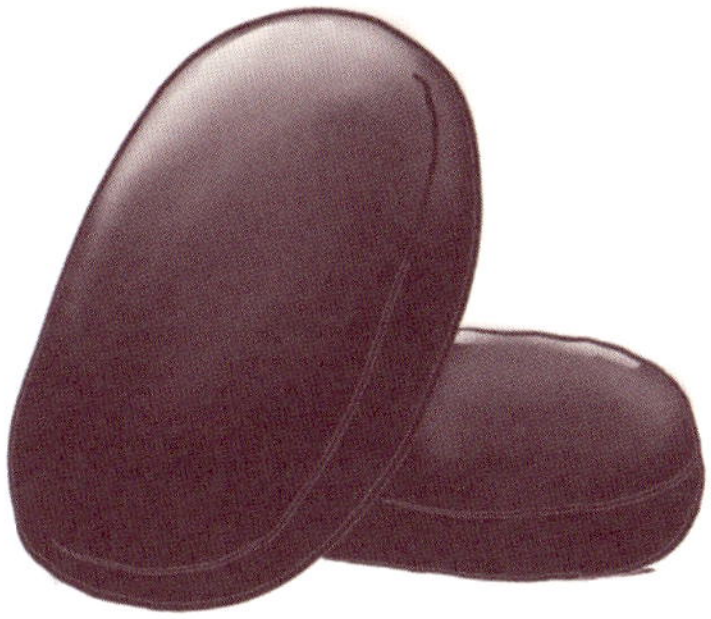

# サウナマット・デトックスの手順

*1*

アロマを焚いて、安らぎの音楽を流す。汗をかいても大丈夫なように下着姿になっておく。

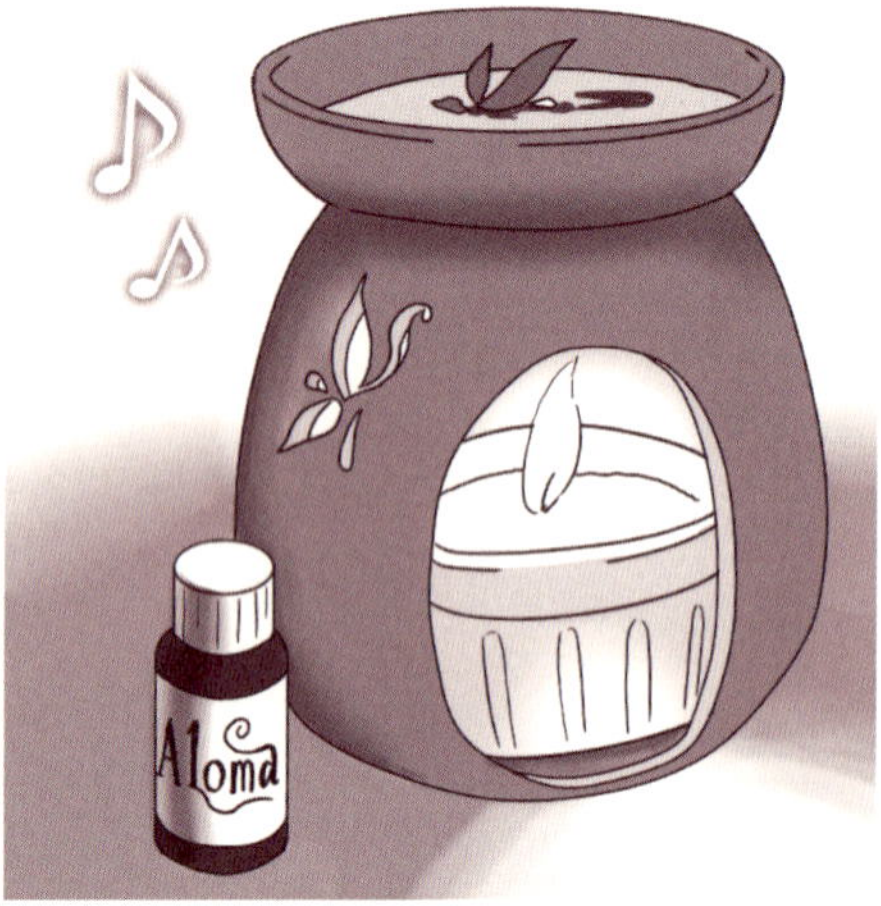


*2*

遠赤外線温活サウナマットに電源を入れ、60℃前後に温度設定し、パラフィンシートとタオルシーツをはさみ込む。

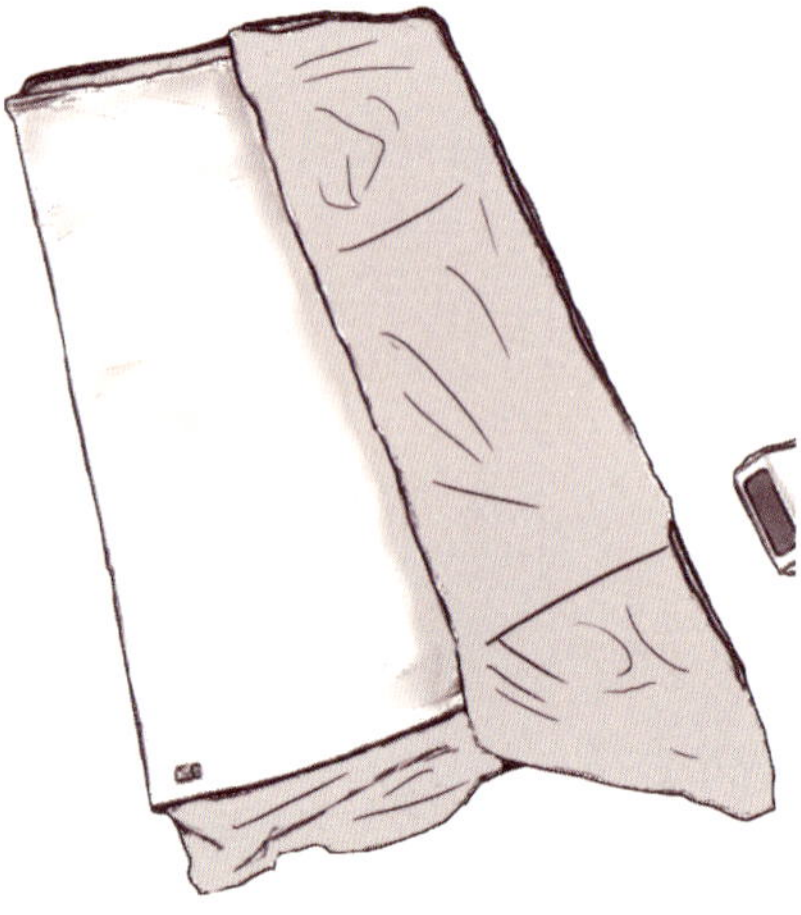

*3*

デトックスやスリミング効果をさらに高めるため、天然植物成分配合オイルを、中さじ１杯ほど手に取り、両手になじませてから、全身にしっかりと擦り込む。

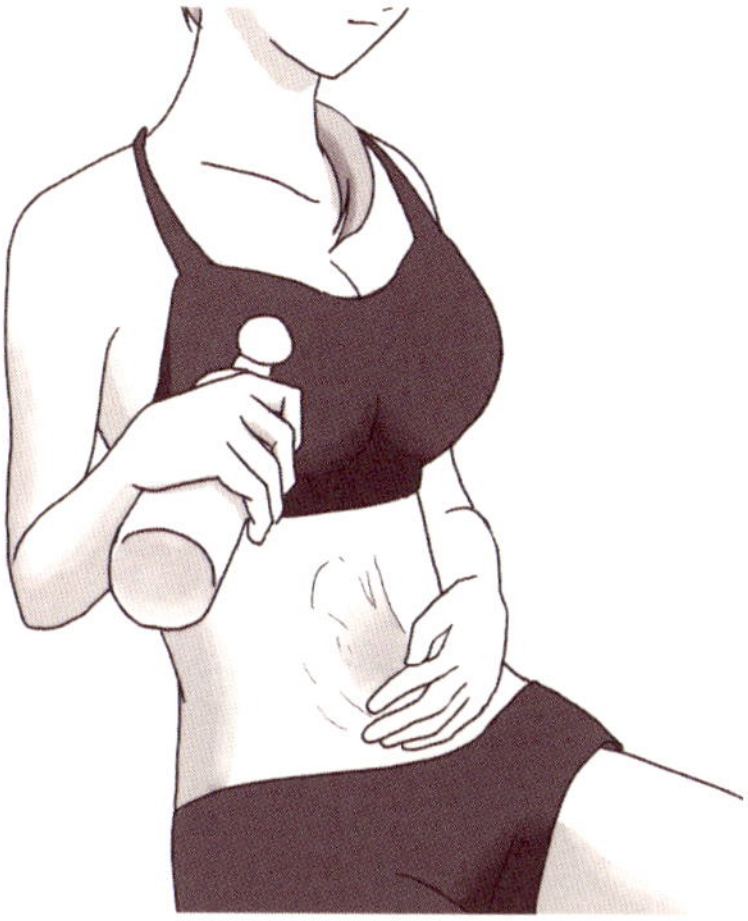

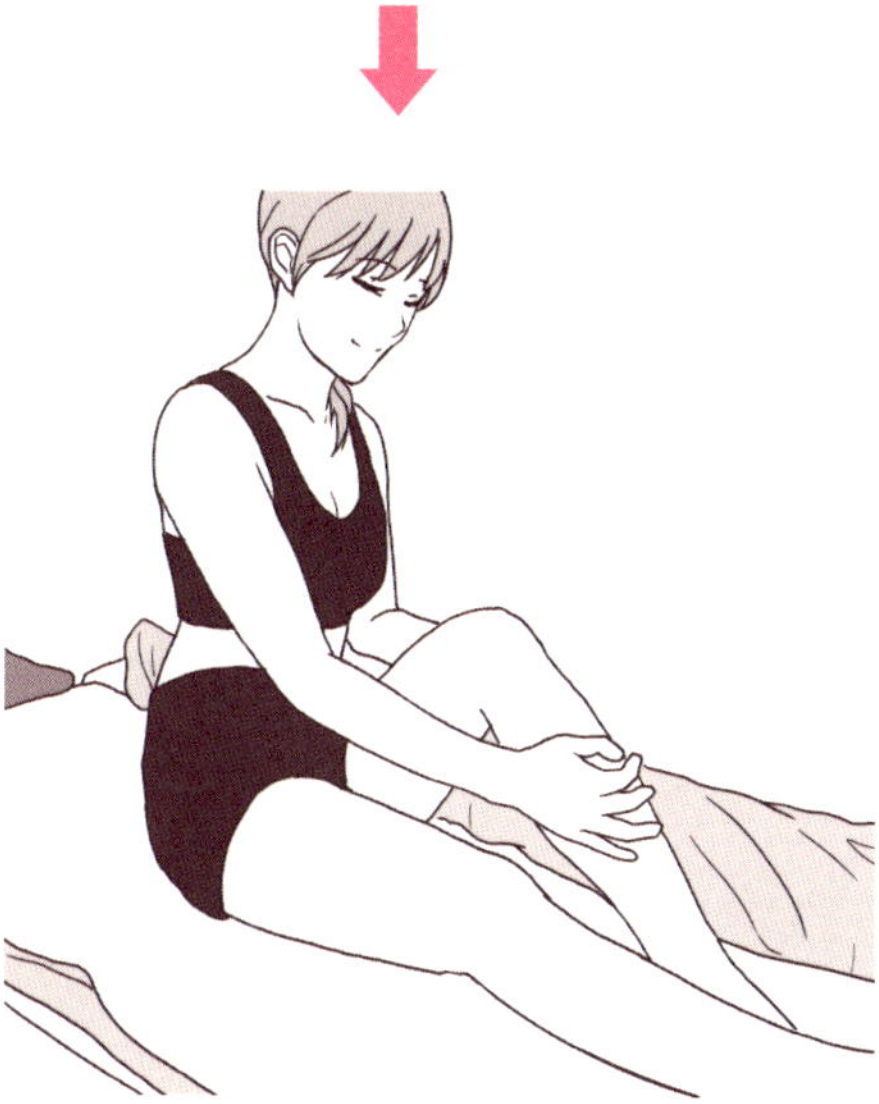

## 4

遠赤外線サウナマットの中に入る前に首元にフェイスタオルを巻いておく。この状態でサウナマットに入り、マットのジッパーを閉じて全身を包む。

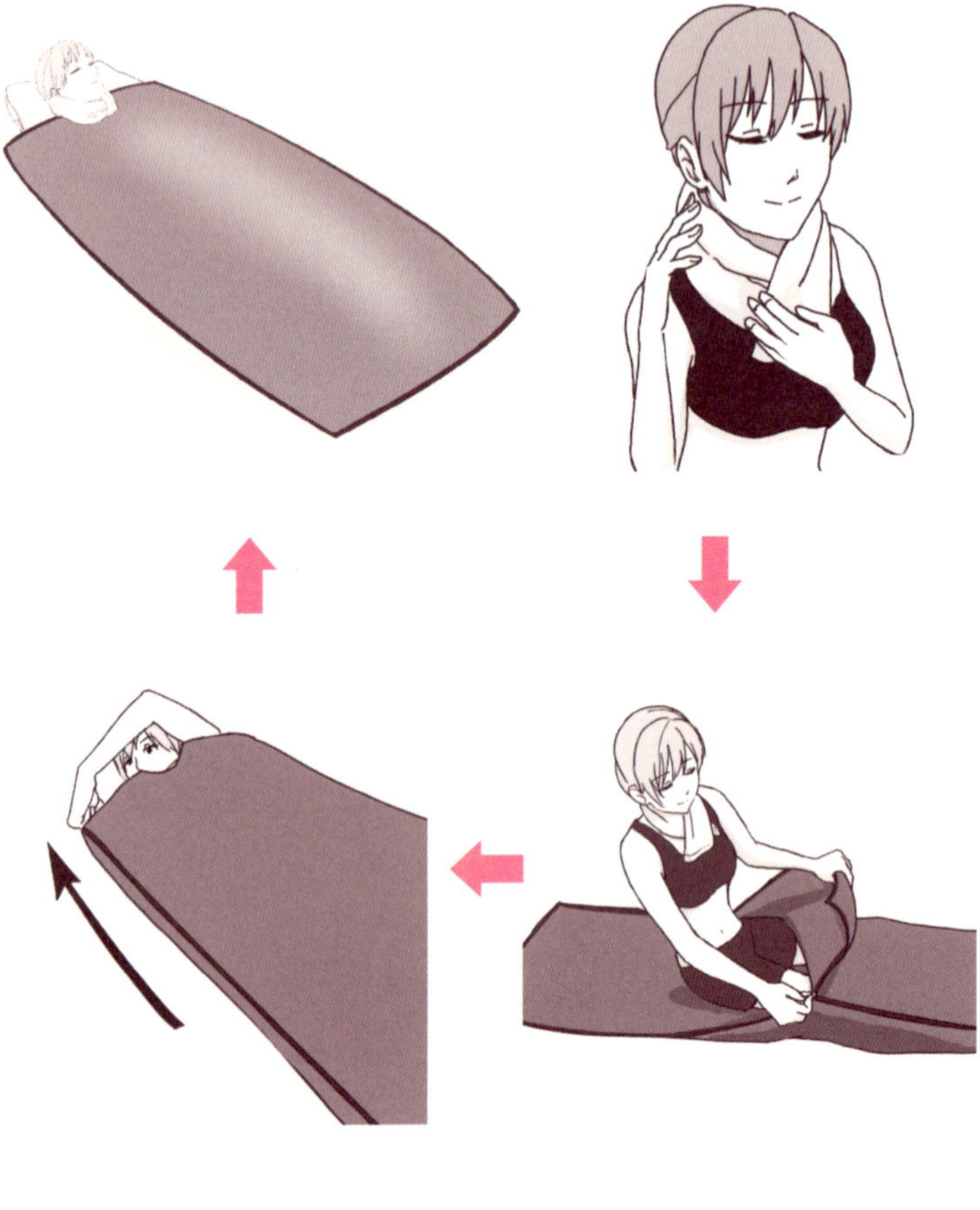

# *5*

4の状態で、20～50分ほどの時間をかけて、体を温め、老廃物を汗と一緒に流していく。マットの温度は、60℃前後を目安にしてください。温活時間は、お腹などをさわってたっぷり汗をかいた状態であればデトックス終了です。

**注意!!**
遠赤外線サウナマットを使用した状態での睡眠は絶対に避けること。低温やけどの原因となります。

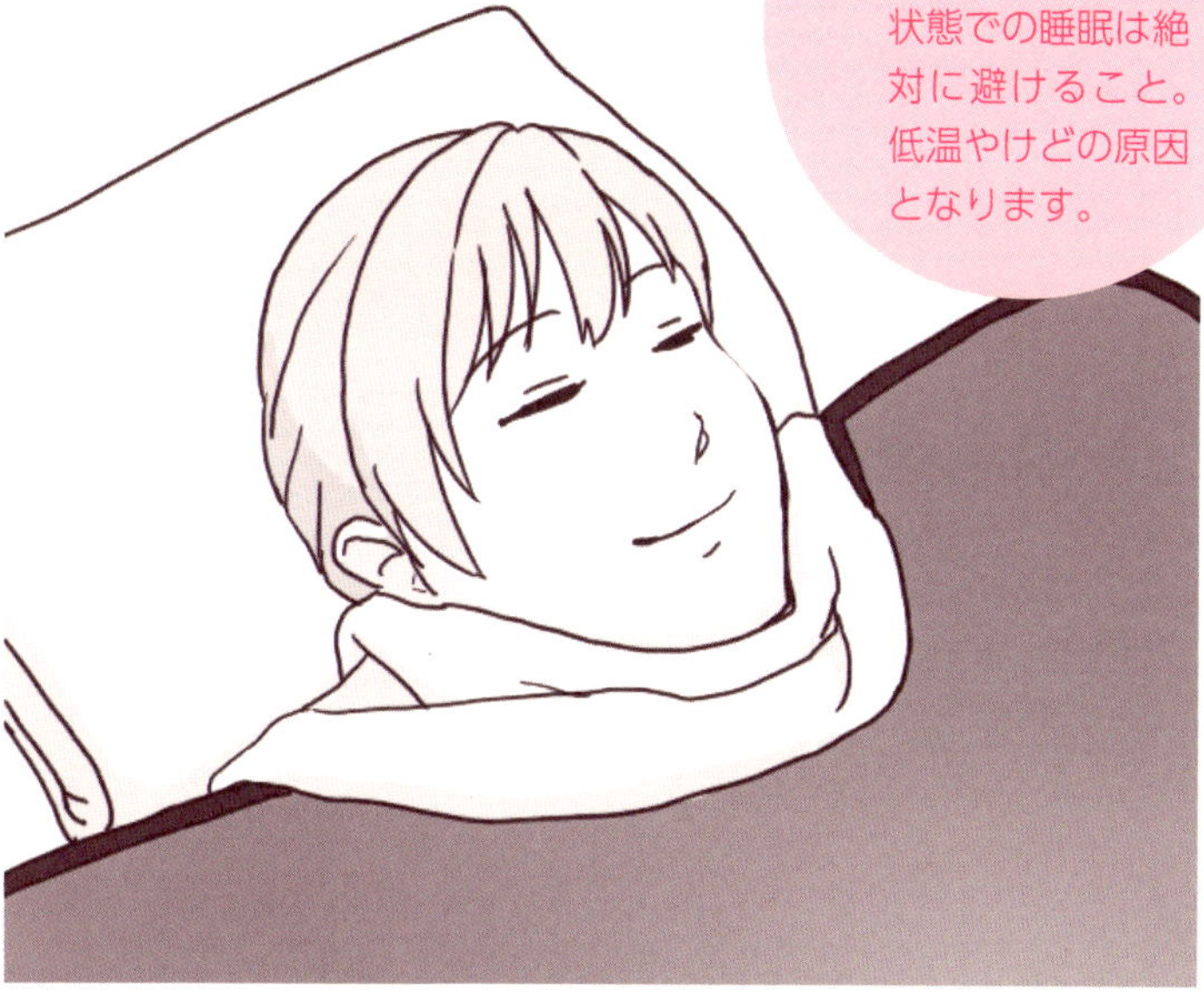

# *6*

しっかりと汗ばむまでデトックスしたら、遠赤外線サウナマットから出て、乾いたタオルで軽く汗を拭います。

# 7 ホットストーンによるセルフリンパマッサージ

午前中の温活
10:40 a.m.

ぽかぽか温活サウナマット・デトックスにより発汗したあとは、マットの上で「ホットストーン」を使いながらセルフリンパマッサージを行ないます。

ストーンは、60℃前後のお湯に5〜10分程度温めてから使用します。温めた石を利用することで全身が緩んで、むくみやこり、ストレスなどが緩和されます。

ホットストーンを使用する際は、マッサージの滑《すべ》りをよくするためにも、天然植物性由来のオイルを薄く体に塗布してから実施するとよいでしょう。

**セルフマッサージを行なう部位は、腕、お腹、脚、肩、首、腰。**

ご自身の大切な体を労《いた》わり、いつくしむ気持ちでケアしてあげてください。

## セルフリンパマッサージ1 腕

1

ホットストーンを片手に持ち、手のひらの中央を円を描くようにこすり回す。左右とも20回。

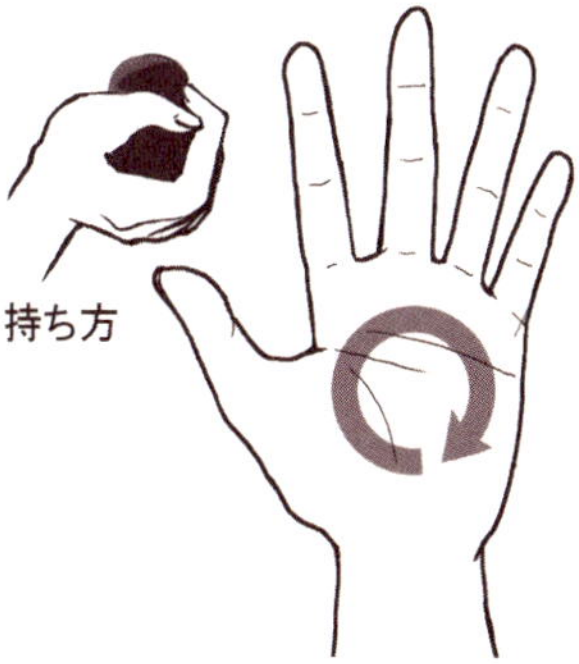


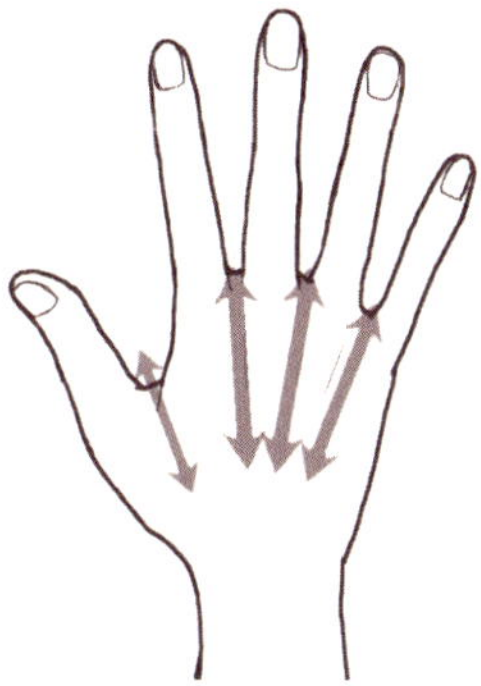

2

手の甲の指と指のあいだをこする。それぞれ7回。右手が終わったら左手も。

3

手首から二の腕を脇に向かってまんべんなくこする。特に二の腕が気になる人は十分に時間をかけてこする。

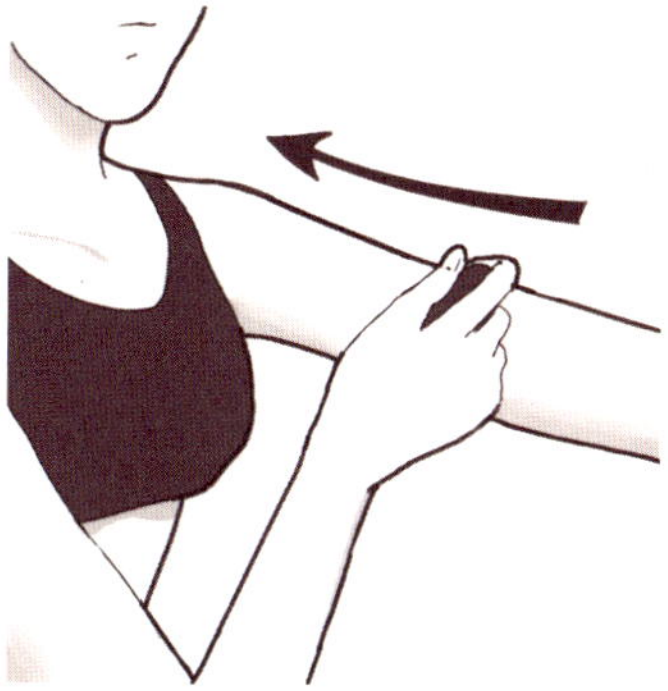

# セルフリンパマッサージ 2　お腹

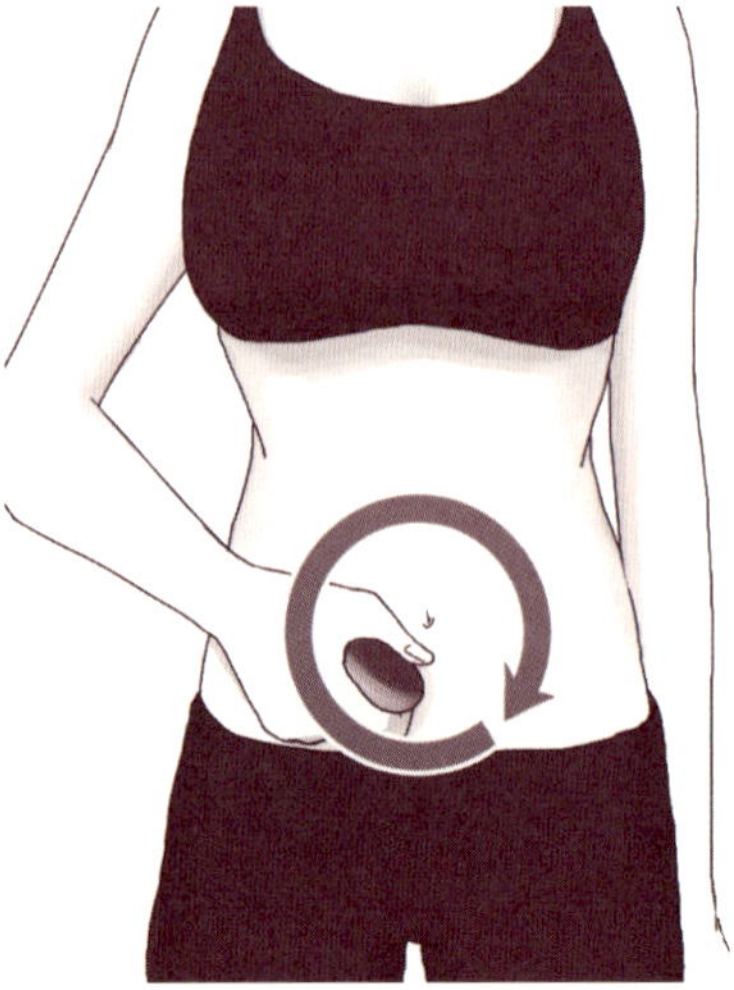

*1*

ホットストーンをお腹に当てて、便の流れる方向（時計回り）にグルグルと押しながら回す。20 回。

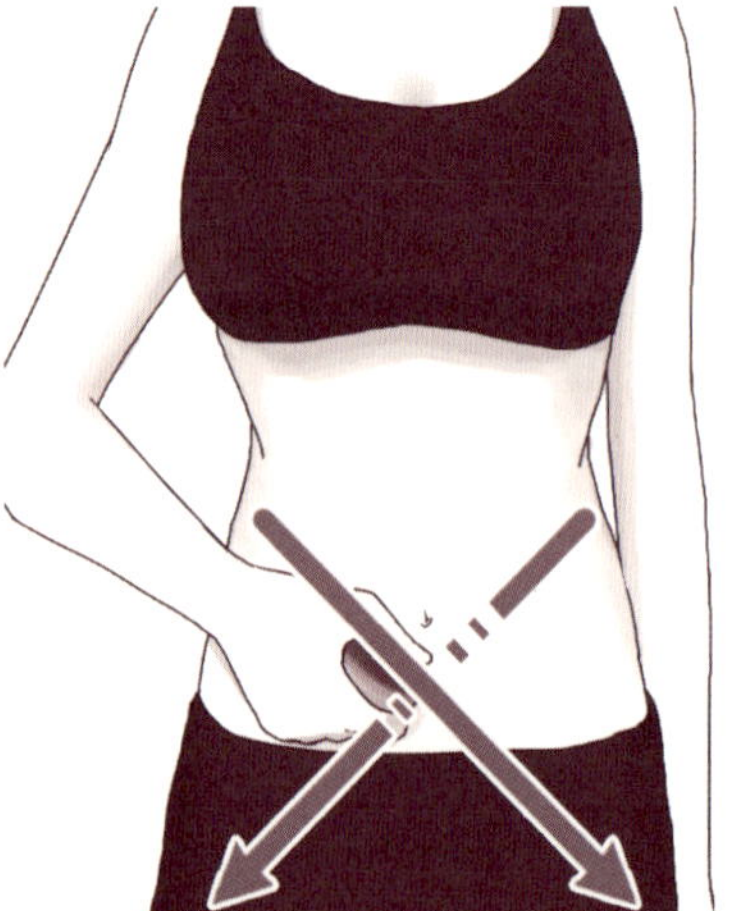

*2*

右の脇腹から左の股のつけ根（鼠《そ》径《けい》部《ぶ》）に向けてこすりながら降ろし、次は左から右に。バッテンを描くようにこすり降ろす。それぞれ 10 回。

*3* 5カ所のツボにホットストーンを当て、クリクリと押し回しながら刺激する。それぞれのポイントに対し、10～20回ずつ。

## お腹のツボと効能

**中脘（ちゅうかん）**
**ヘソとミゾオチの中間部**
消化不良や胃の不快感、ストレス太りに効果

**水分（すいぶん）**
**ヘソから指1本分上**
老廃物を排出し、水分代謝を調整。

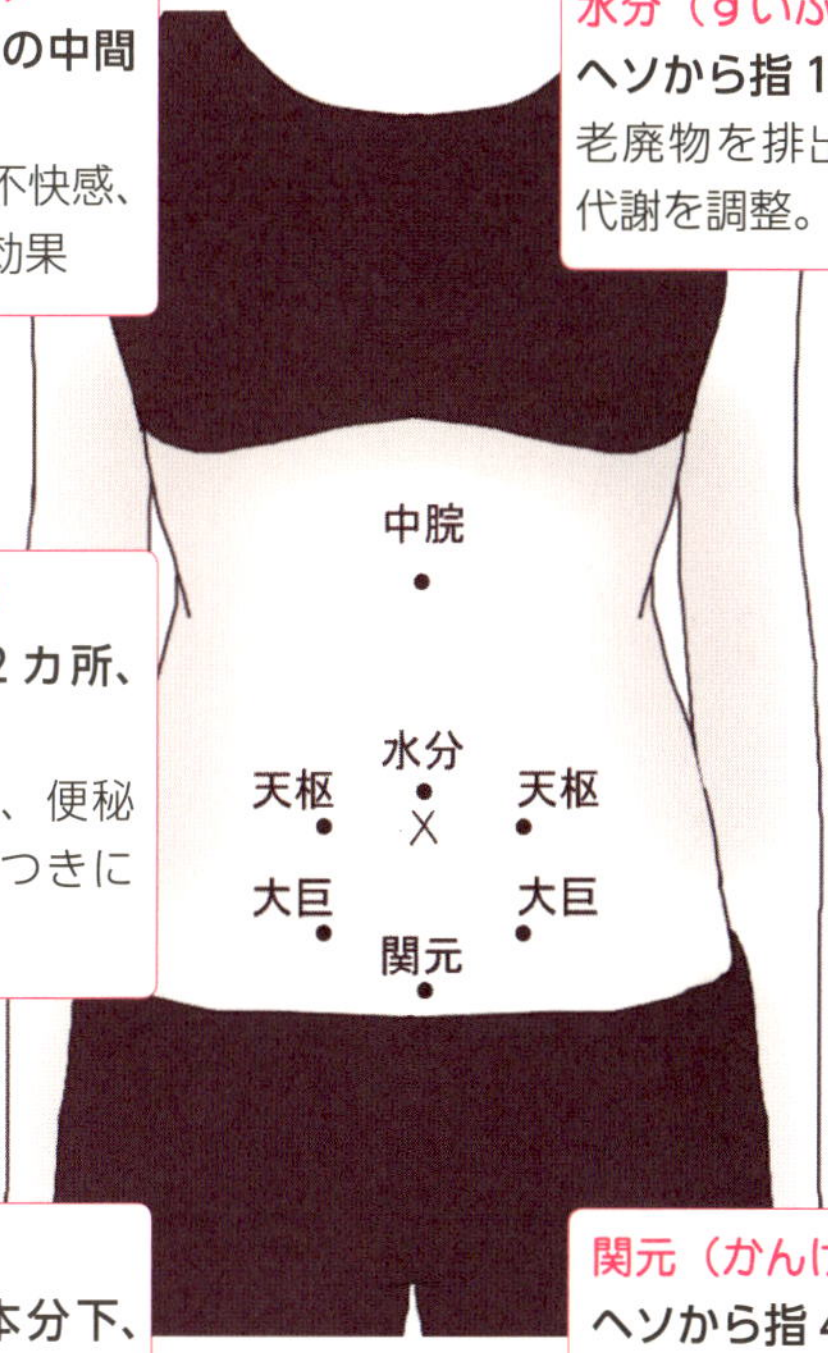


**天枢（てんすう）**
**ヘソの横左右2カ所、指3本分外側**
腸の働きを促し、便秘を改善。脂肪のつきにくいお腹へ。

**大巨（だいこ）**
**天枢より指3本分下、左右2カ所**
お腹の張りを解消し、下腹部をスッキリと。

**関元（かんげん）**
**ヘソから指4本分下**
お腹の冷え解消。婦人科系の働きを整えて腸を活性。

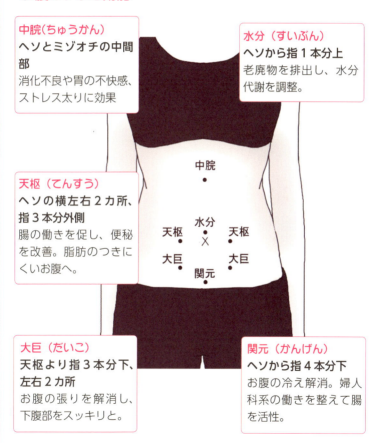

## 1

上半身を起こし、足裏の、腎臓の反射区、腸の反射区、かかとの中央部をグリグリと押し回す。それぞれ 10 ～ 20 回ずつ。

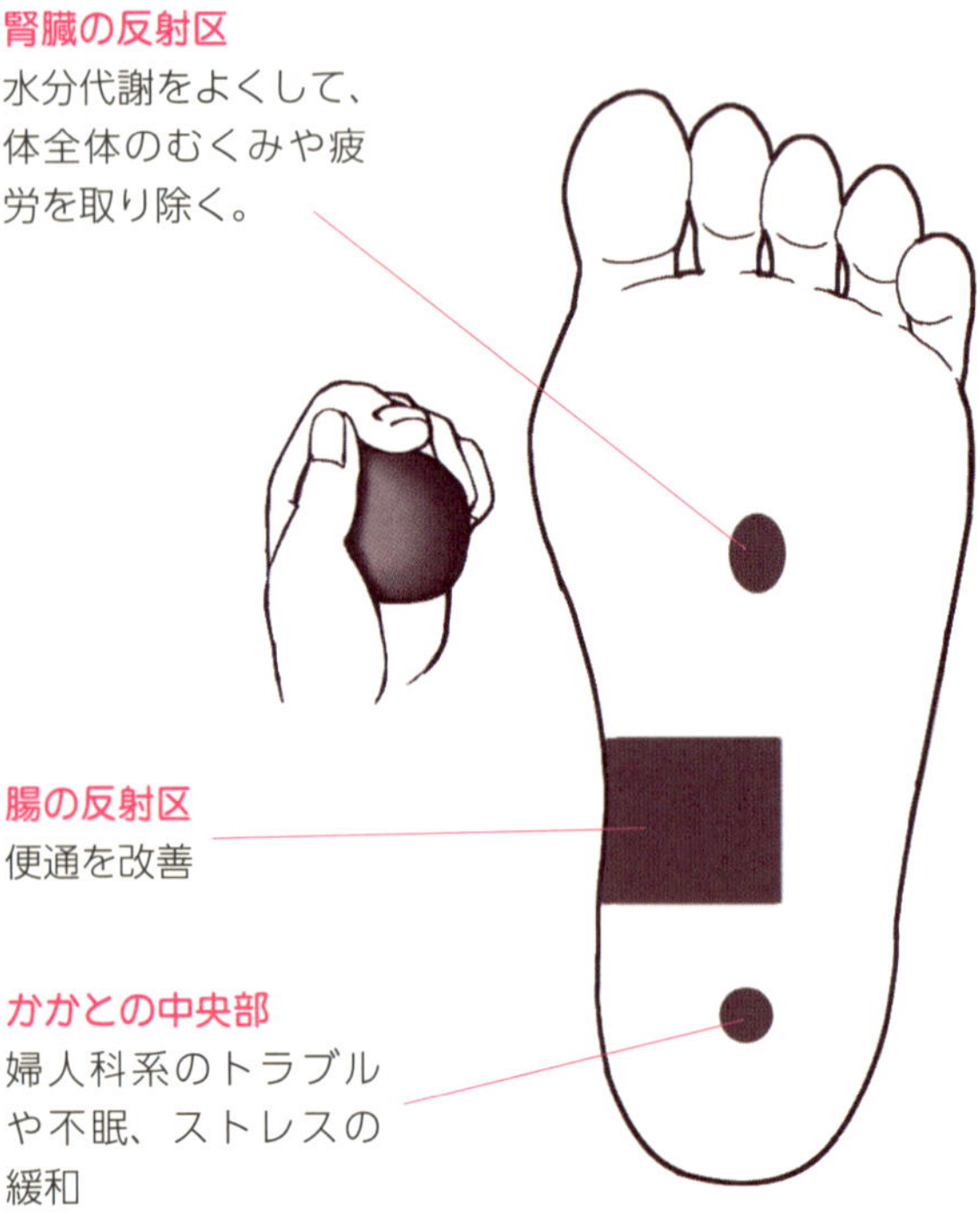

**腎臓の反射区**
水分代謝をよくして、体全体のむくみや疲労を取り除く。
**腸の反射区**
便通を改善
**かかとの中央部**
婦人科系のトラブルや不眠、ストレスの緩和

## *2*

ホットストーンを両手に持ち、片膝を立てる。内くるぶしと外くるぶし、それぞれの周りを同時にグルグルと円を描くようにこする。10～20回。

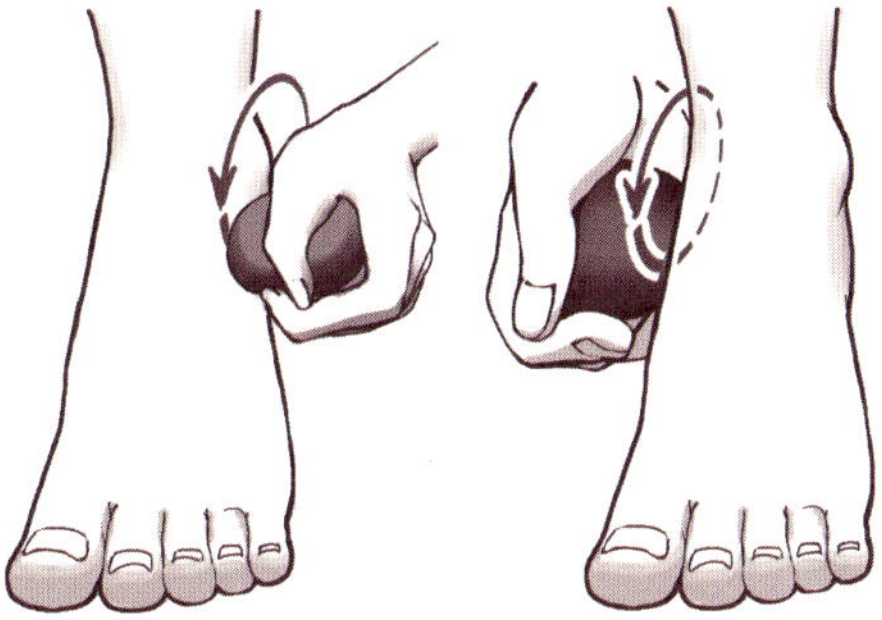

次に、足首から膝に向かって、ふくらはぎの横や裏側をこすり上げる。10～20回。

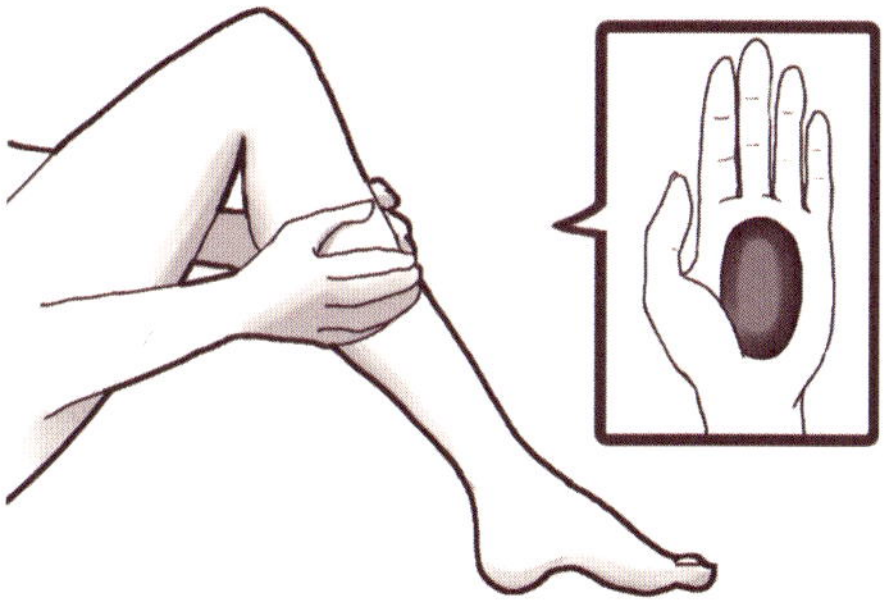

さらに、膝から股のつけ根に向かって、太ももの横や裏側をこすり上げる。10～20回。

片脚が終わったら、もう一方の脚も同様に。

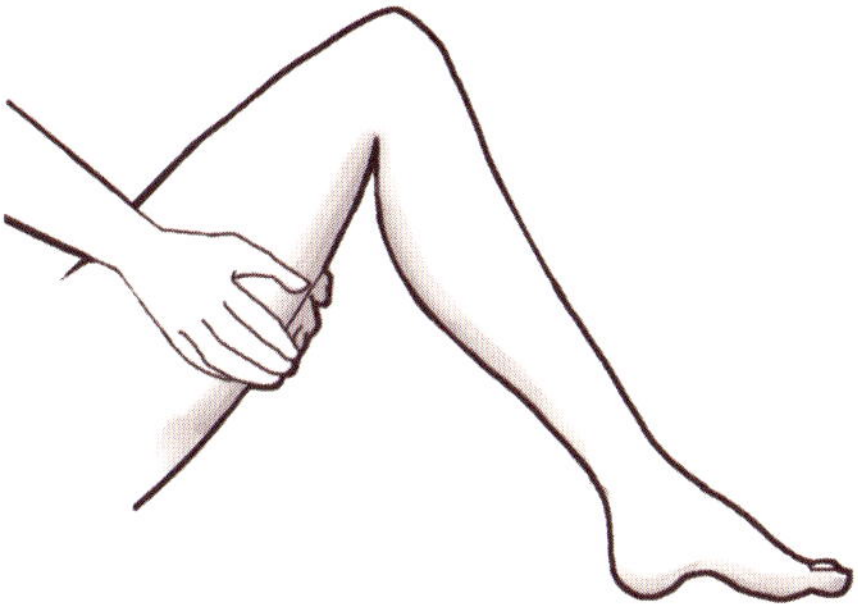

*3* 5カ所のツボにホットストーンを当て、クリクリと押し回しながら刺激する。それぞれのポイントに対し、10～20回ずつ。

## 脚のツボと効能

**陰陵泉（いんりょうせん）**
スネの骨の内側を下から上にたどっていくと骨のカーブにたどり着く。そのへこみ。代謝の促進、むくみ改善。食べ過ぎ、胃腸障害に。

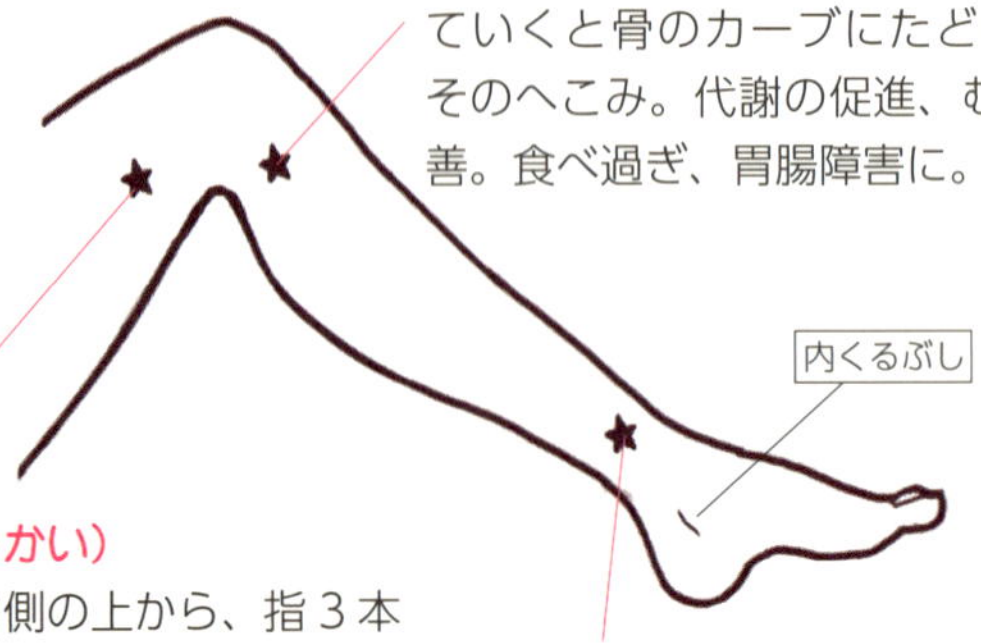


**血海（けっかい）**
膝関節の内側の上から、指3本分上の太ももの内側。血の巡りをよくし、脂肪や老廃物の排出をスムースに。

**三陰交（さんいんこう）**
内くるぶしから指4本分上の骨の内側きわ。婦人科系のトラブルを改善し、ホルモンバランスを整える。

**豊隆（ほうりゅう）**
膝と外くるぶしの中央で、足のつま先を持ち上げて力を入れた際にできる筋肉のふくらみの外側。お腹の張り改善

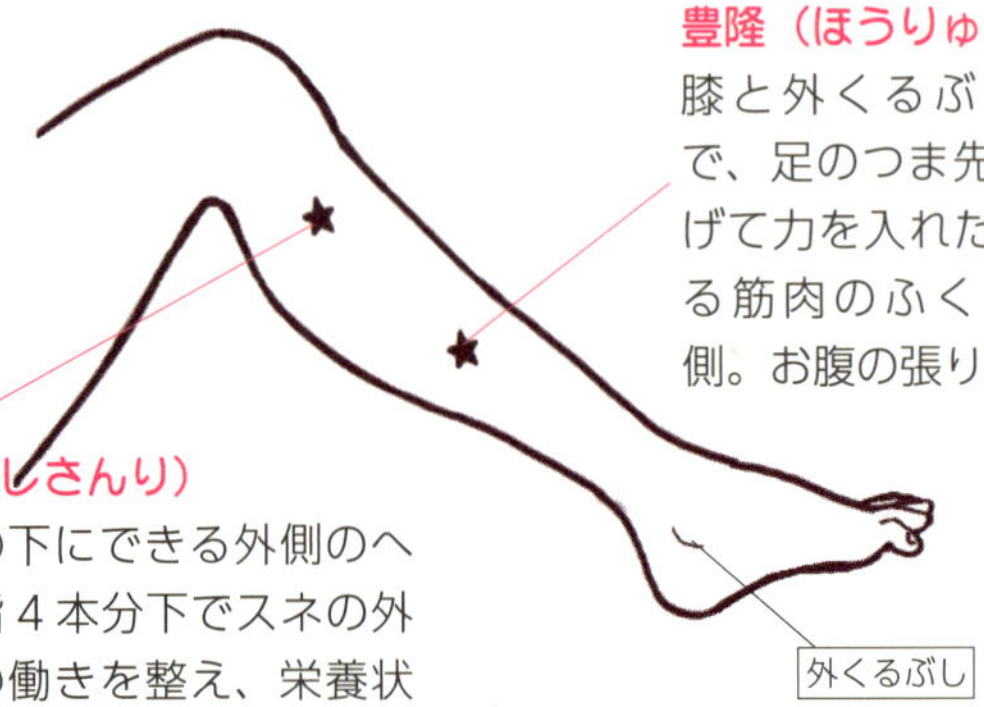


**足三里（あしさんり）**
膝のお皿の下にできる外側のへこみから指4本分下でスネの外側。内臓の働きを整え、栄養状態を正常に。脚のむくみ、疲れに。

## セルフリンパマッサージ4 首、肩

1

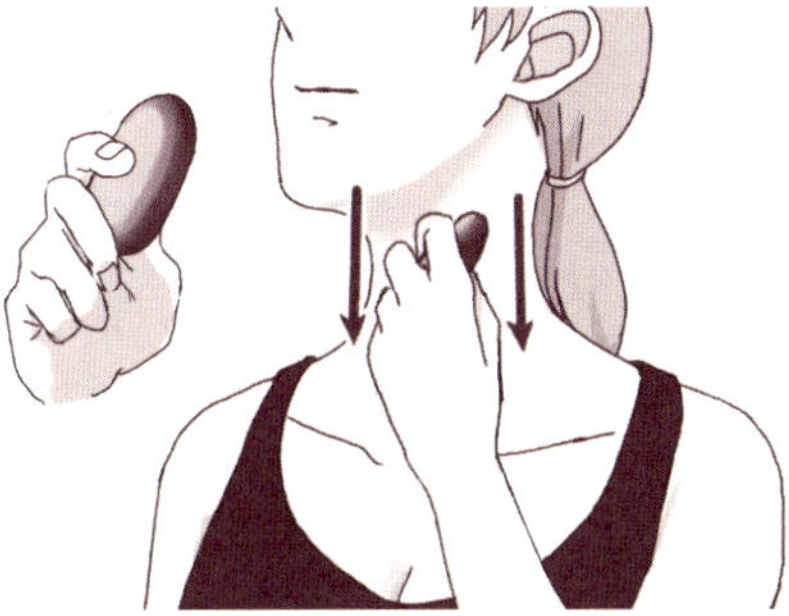

顔を上げて、アゴから鎖骨のくぼみに向けてこすり降ろす。左右とも20回。

2

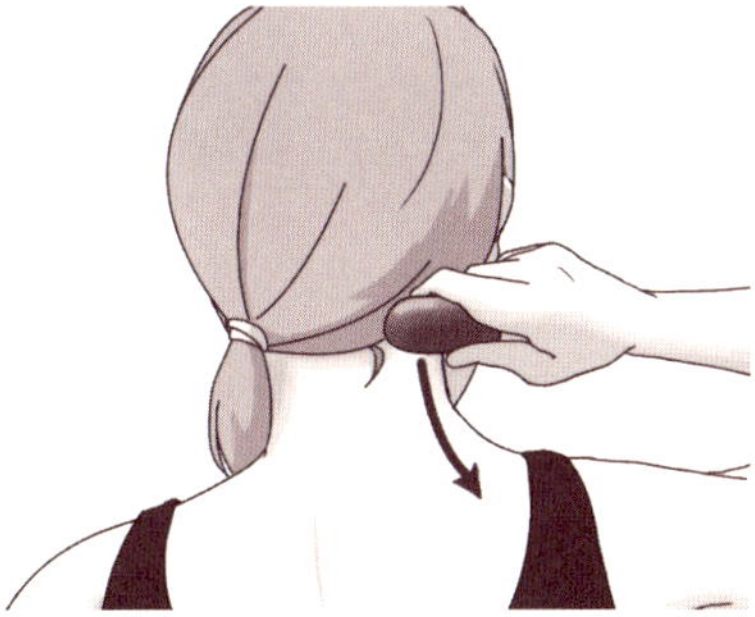

顔を下げて、後頭部のつけ根から肩に向けて首をこすり降ろす。左右とも20回。

3

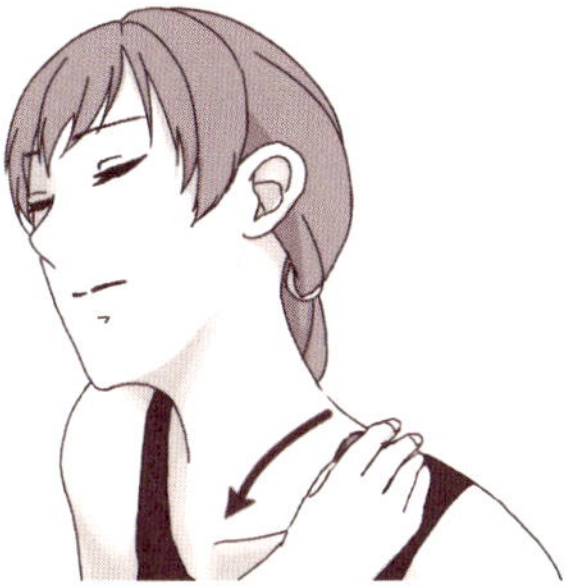

右手にホットストーンを持ち、クロスさせて左肩の後ろのほうから鎖骨のくぼみに向かってこする。20回。終わったら反対側も。

セルフリンパマッサージ5 腰

## 1

両手にホットストーンを持って、少し前かがみになり、腰を上下にこする。30回。張っているところがあればホットストーンで圧迫しながら重点的に押し回す。

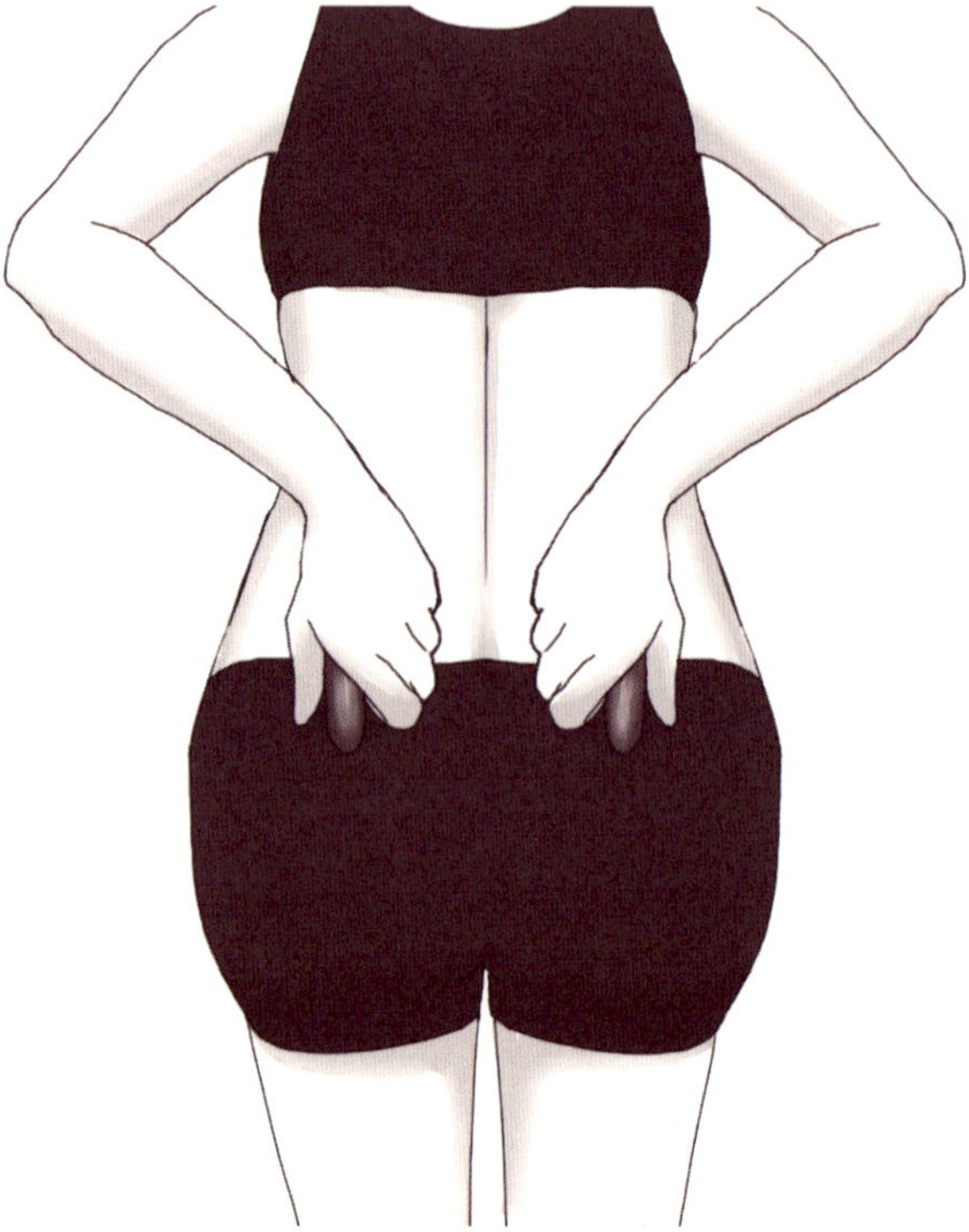

# 8

# 寝ながら筋肉量アップ運動

午前中の温活

10:55 a.m.

ホットストーンによるセルフリンパマッサージが終わったら、汗やオイルをタオルで拭き取り、寝ながらできる「筋肉量アップ運動」に移ります。

筋肉量が増すと、体の中で熱を作りやすくなるため、新陳代謝がよくなります。

ふだん運動しない人でも、簡単にできるメソッドになっています。

朝のストレッチ同様、普段の日にも気づいたら実践してみてください。

## 筋肉量アップ１ 腕、背中、お腹、お尻

*1* 仰向けに寝て、脚を肩幅程度に広げ、両膝をそろえて立てる。腕は腰の位置におろして手のひらを床につける。

←

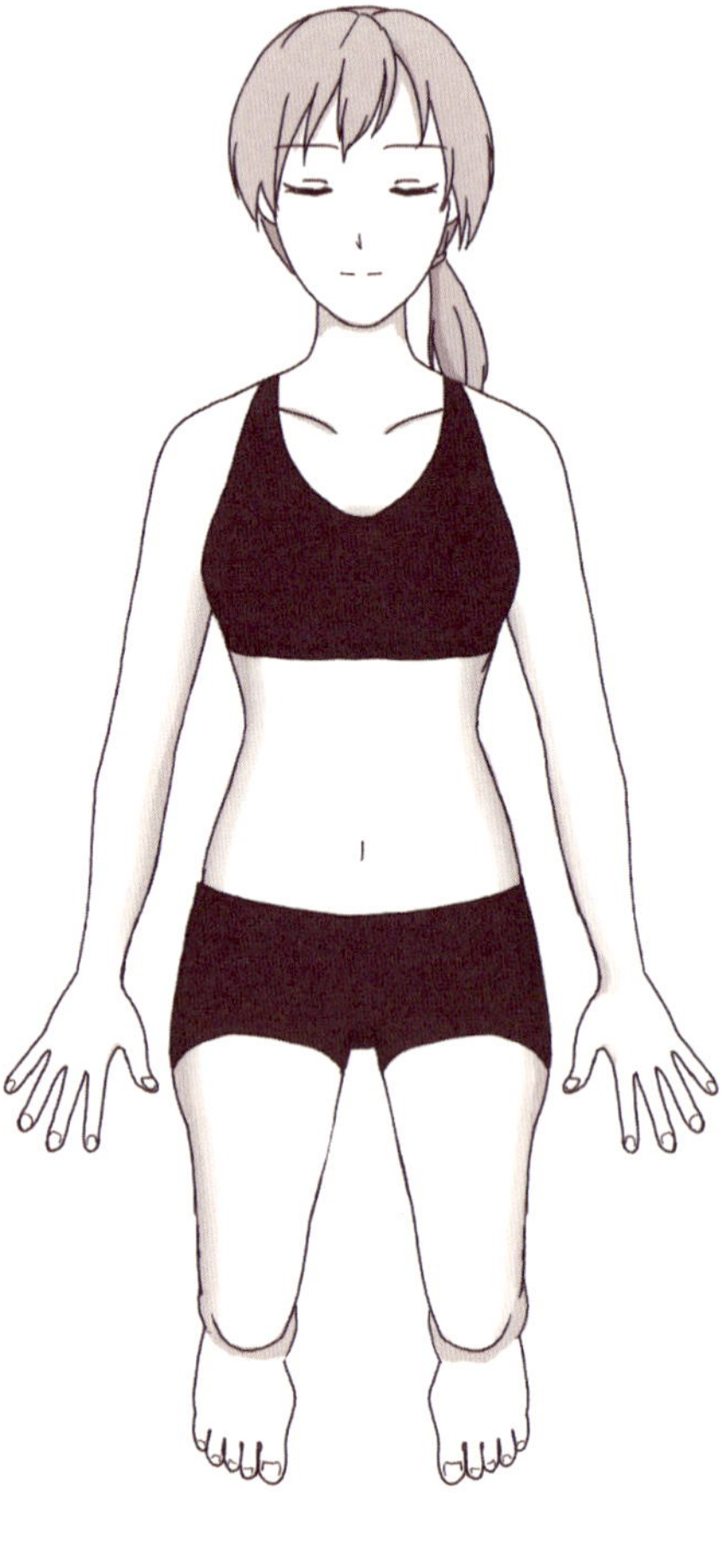

2 大きく息を吸って、吐きながらお尻をゆっくり持ち上げていく。お尻に力を入れながら、膝が開かないように内ももを意識する。

3 肩、腰、膝が一直線になる位置までお尻が上がったら、その状態で5秒キープ。

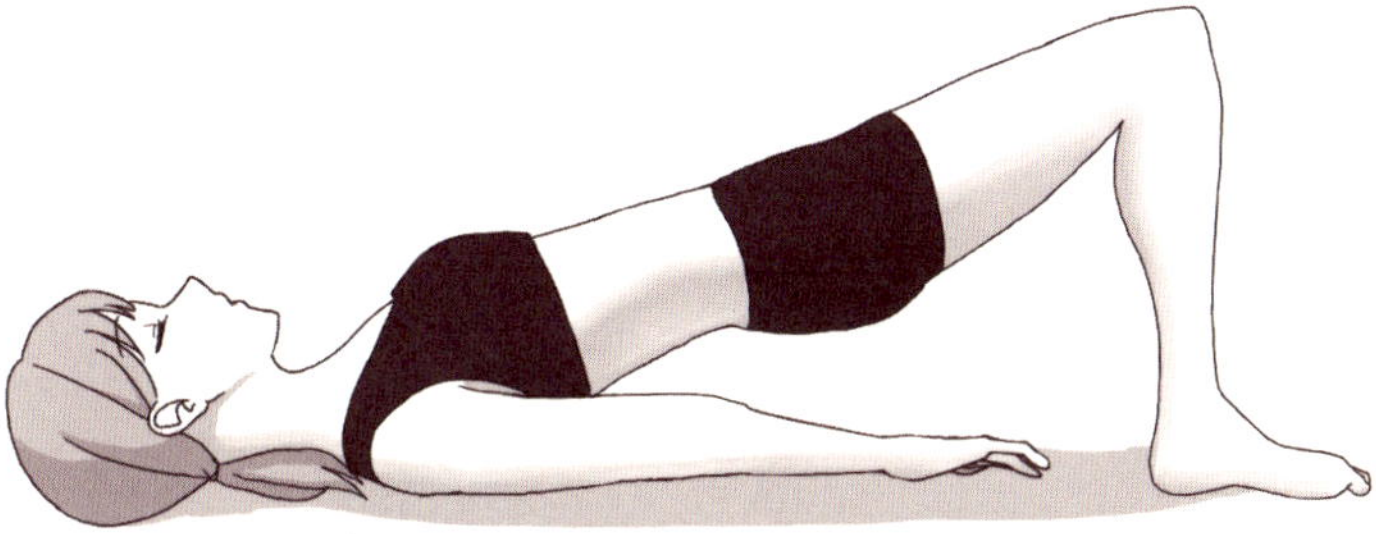

↓

4 息を吸ったあと、吐きながら、お尻が床につかないギリギリまで下ろしてから、再び持ち上げる。

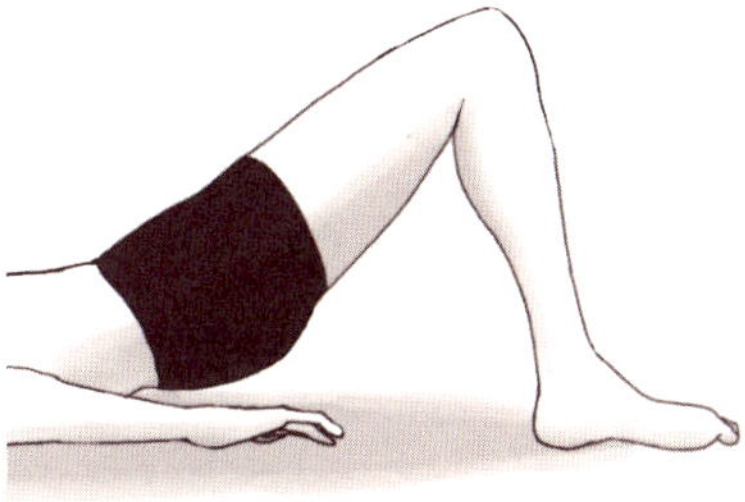

5 1～4までを5～10回くり返す。

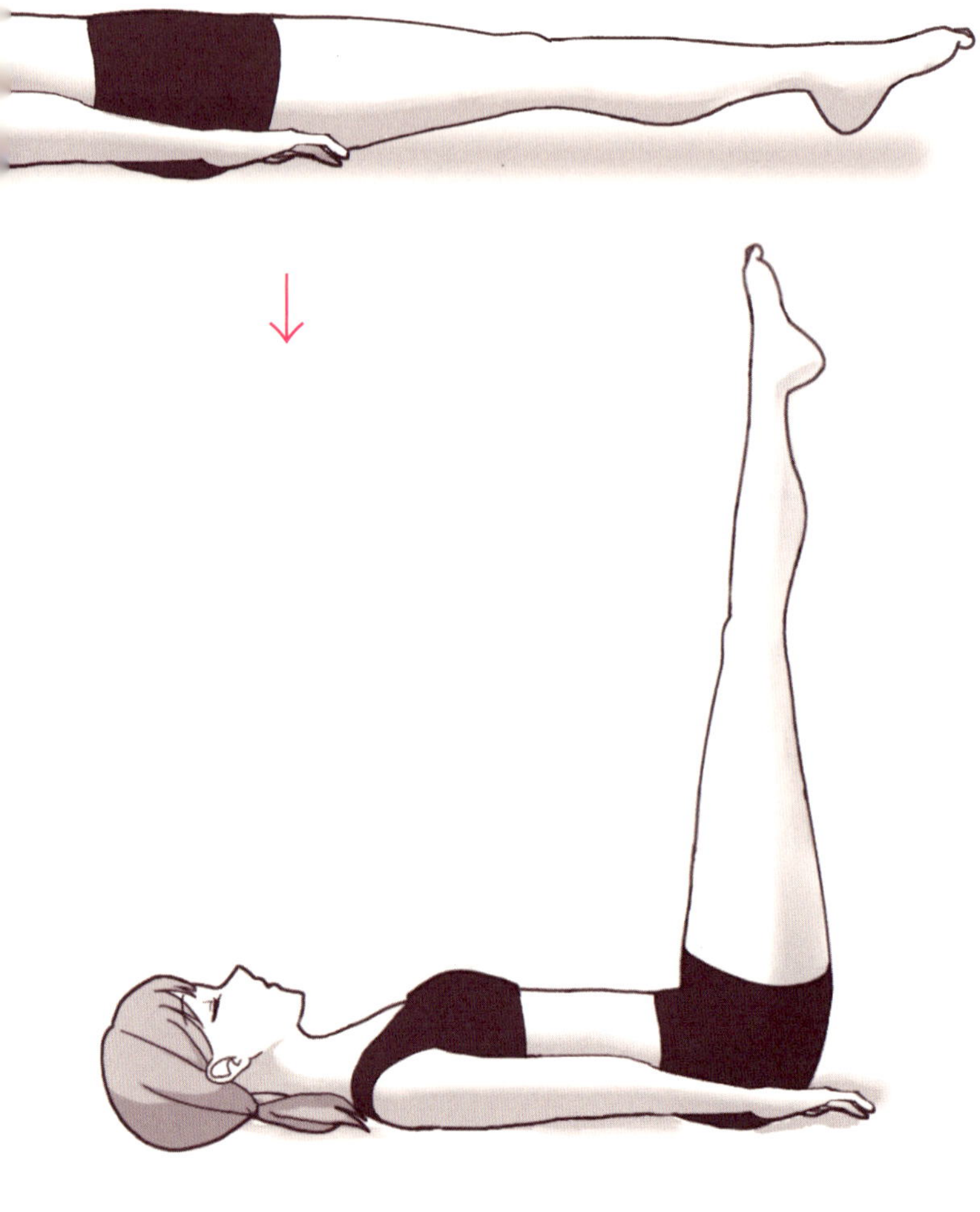

*1*

仰向けに寝て、脚をまっすぐに伸ばす。腕は腰の位置におろして手のひらを床につける。

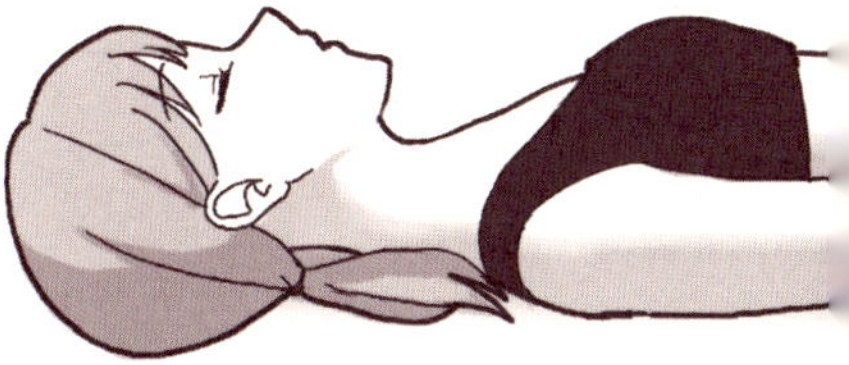

*2*

大きく息を吸って、吐きながら腹筋を意識して脚をできるだけ垂直になるまで上げていく。

*3*

脚を上まで上げたら、息を吸い、再び息を吐きながら、ゆっくりと脚が床につかないギリギリの位置まで下ろしてから、再び持ち上げる。

*4*

1～3までを5～10回くり返す。

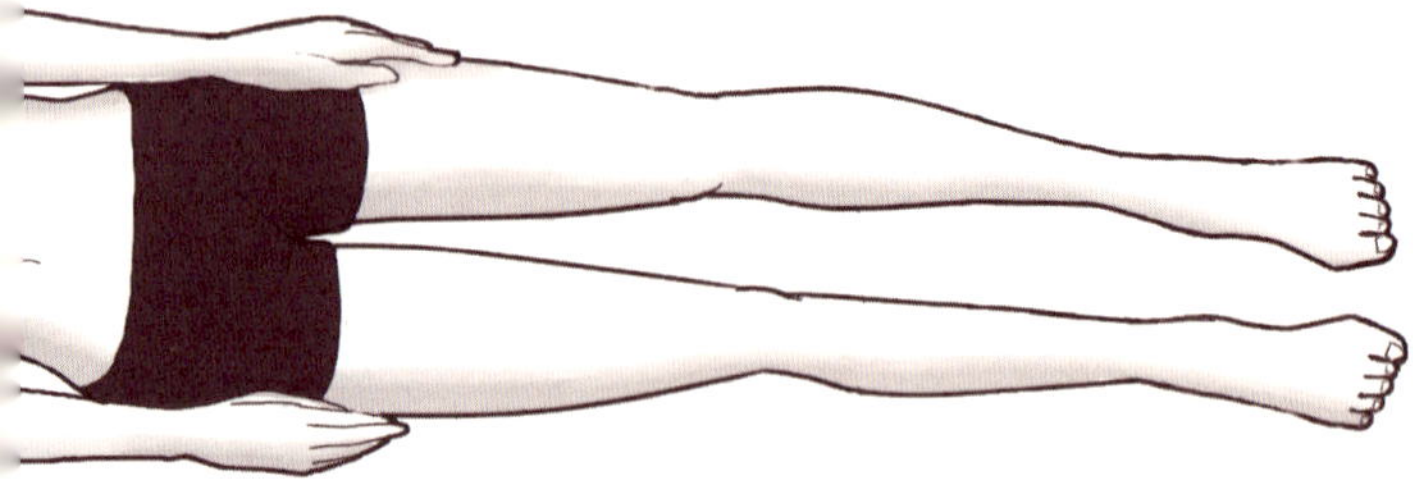

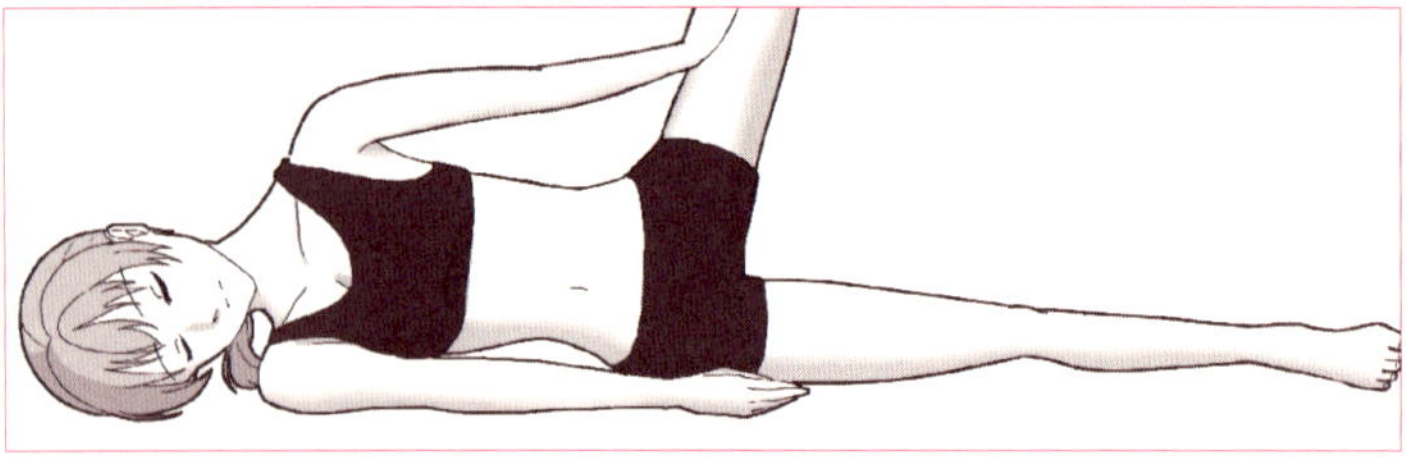

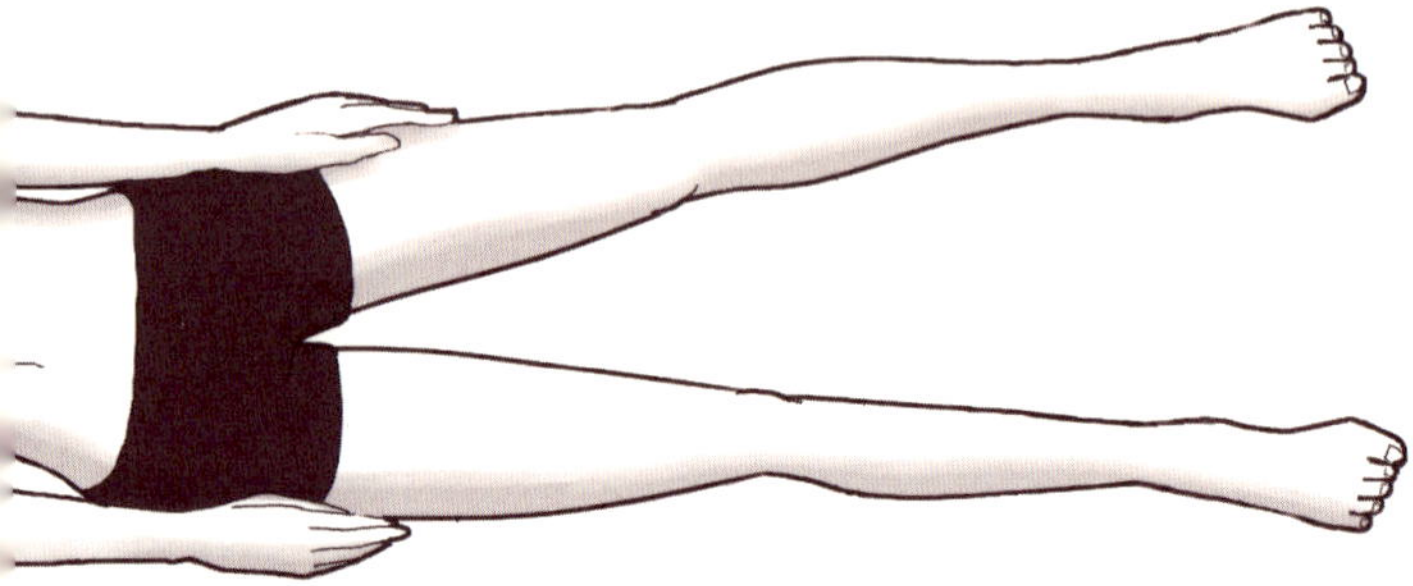

*1*

横向きに寝て、脚を伸ばし、上に位置する。手は太ももの上にそえる。

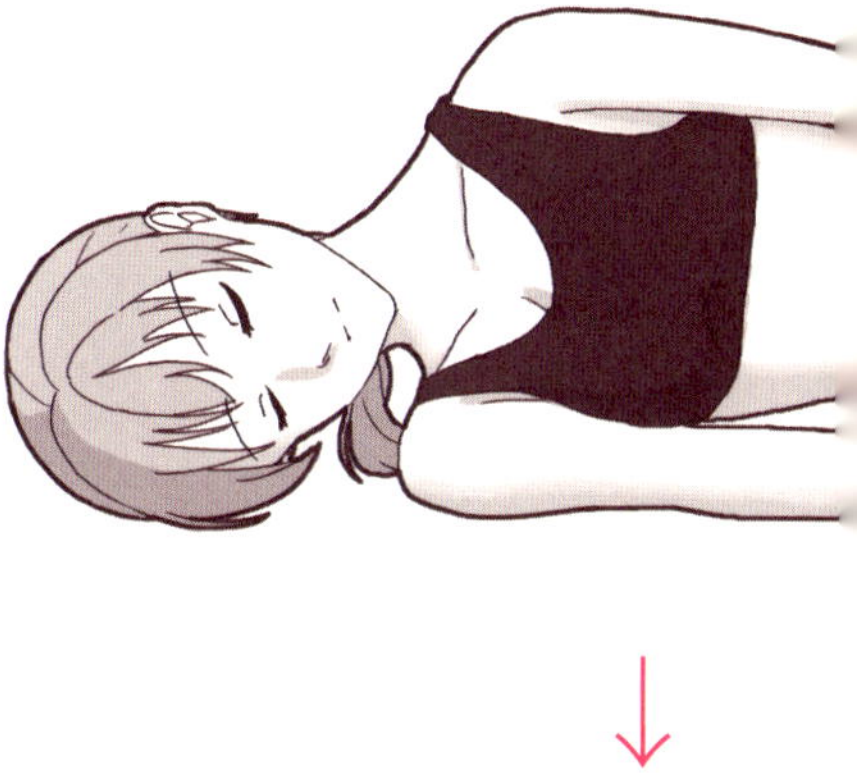

*2*

大きく息を吸って、吐きながら上の脚をゆっくり持ち上げていく。ふくらはぎと太ももを意識する。
できるだけ高く上げたらその状態で５秒キープ。息を吸ったあと、吐きながらゆっくりと脚を反対の脚につかないギリギリのところまで下ろしてから、再び持ち上げる。

*3*

１～２までを５～10回くり返す。終わったら反対の脚も同様に。

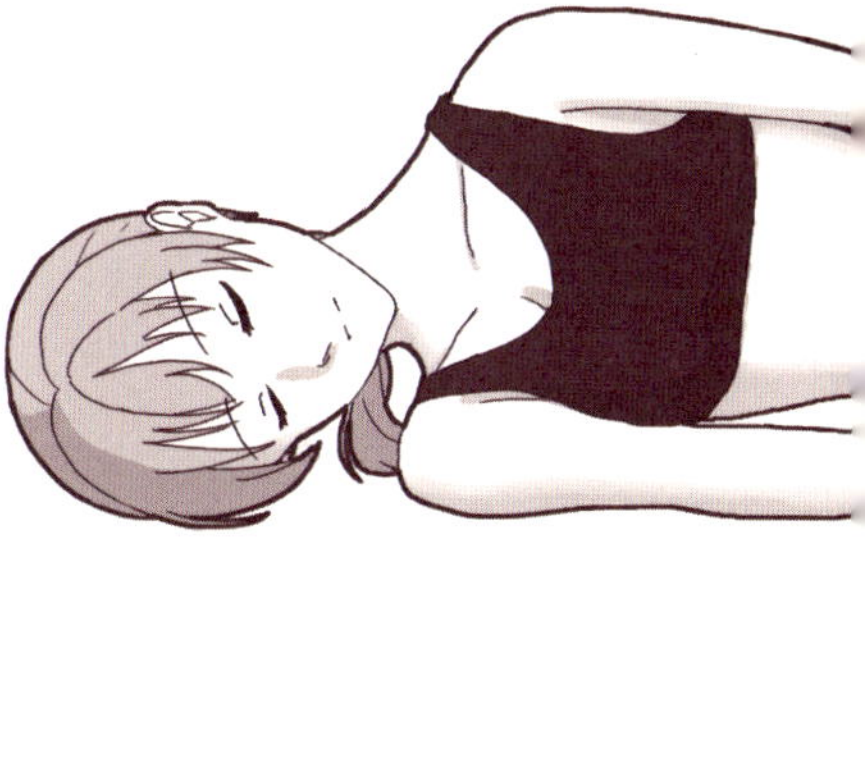

筋肉量アップ4 腕、脚

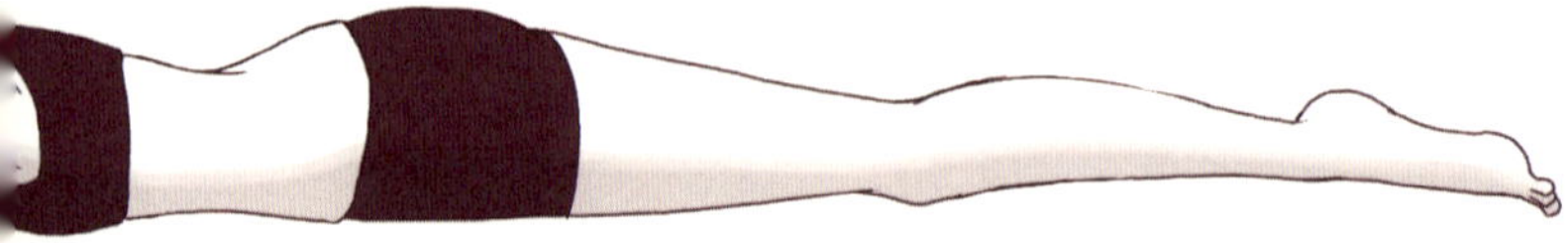

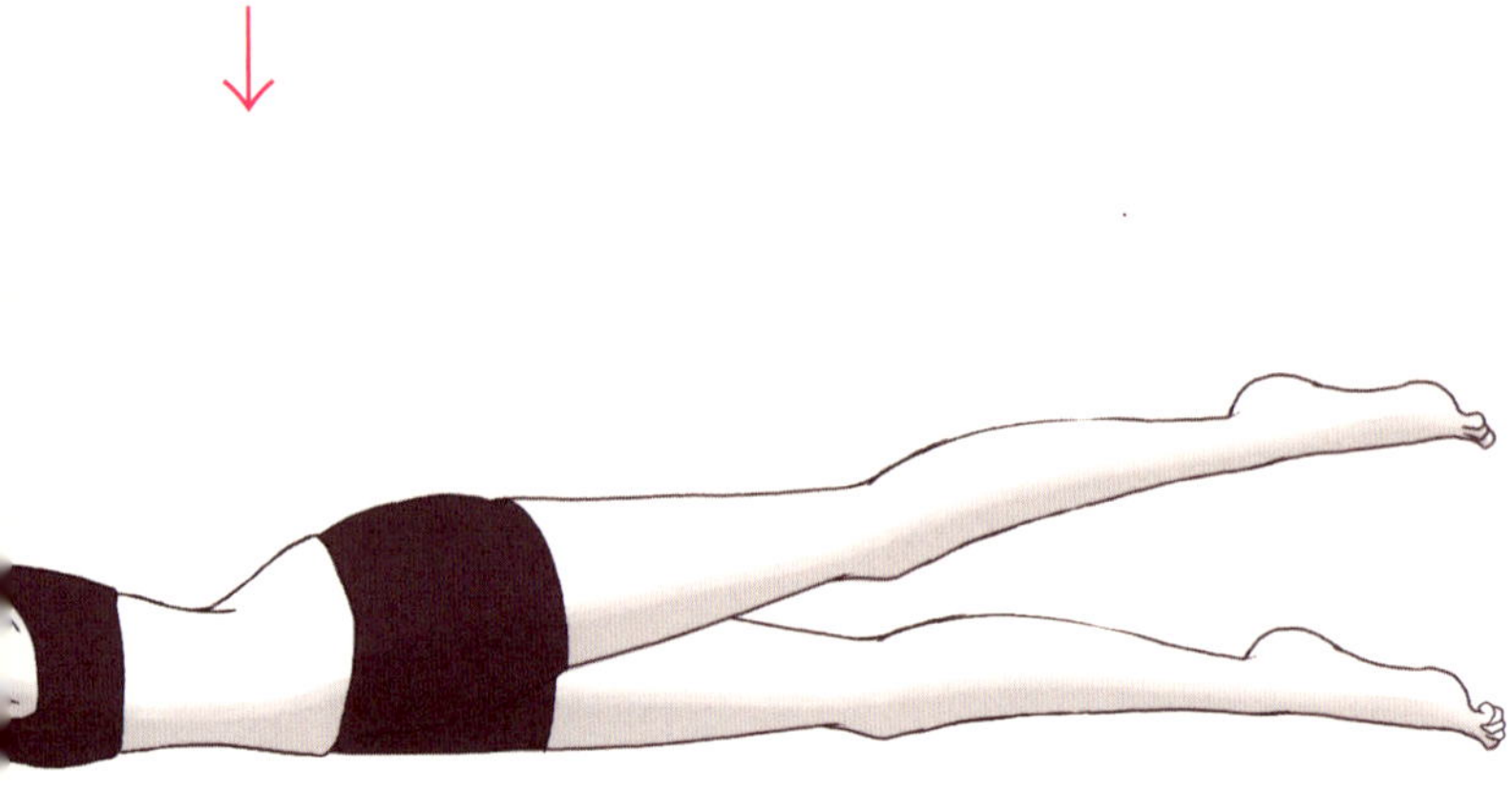

1

うつぶせに寝て、脚をまっすぐに伸ばし、両腕を頭の上方にまっすぐ伸ばす。

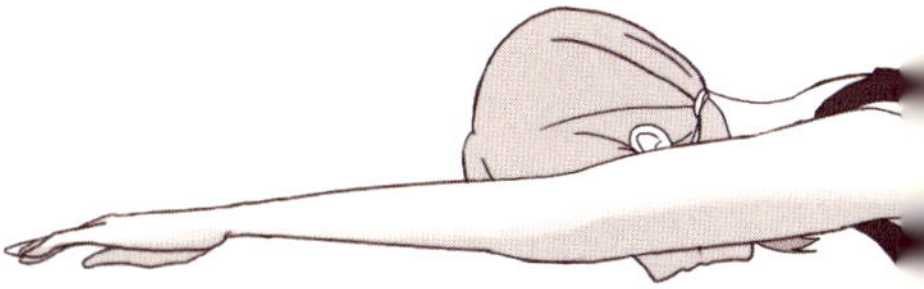

2

息を吐きながら、右腕と左脚を同時にゆっくりと持ち上げていく。
できるだけ高く上げたら、上げた状態をキープして3回深呼吸をする。

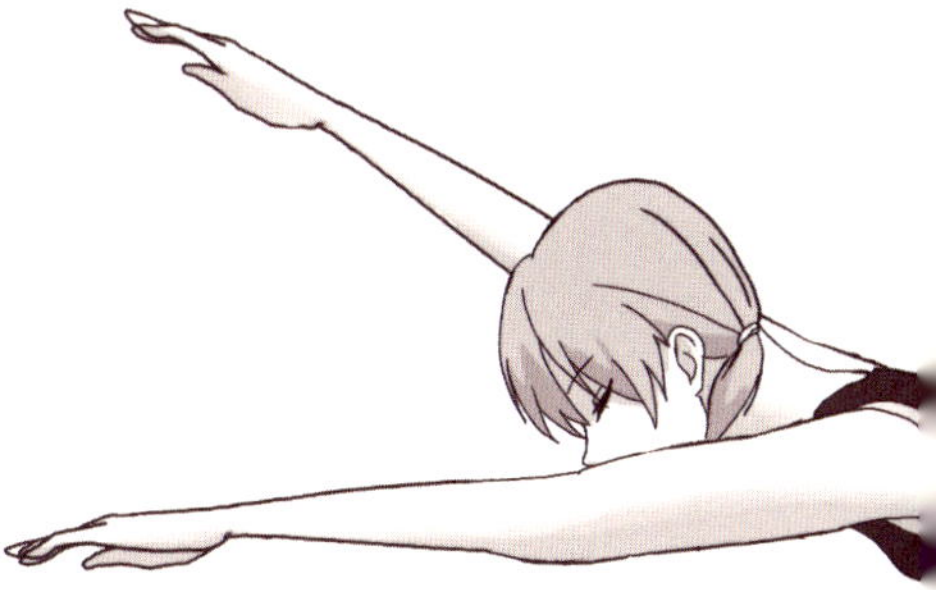

3

上げた手足をゆっくりと下ろし、元の状態へ。次は反対の手足を上げていく。

4

1～3をそれぞれ3回ずつ行なう。

# 9

# 白《さ》湯《ゆ》を飲む～シャワー

午前中の温活

11:10 a.m.

温活サウナマット・デトックスから筋肉量アップ運動までの温活を実施したあとは、白湯を飲用します。２００～５００ccのミネラルウォーターを温めて、ゆっくりと飲みましょう。

水分補給をし、老廃物を流して、体の内側からキレイを導きます。

次に、シャワーを浴びましょう。

特に冷えが気になる部位には、少し熱めのシャワーを長めにかけることをおすすめします。

*Column.2*

# 昼食前の自由時間の使い方

午前中、さまざまな温活メソッドを行なって、心身ともにリフレッシュされたかと思います。

昼食準備までの時間は、テレビやネットを見たり、読書をしたりと、好きなことをしてゆったりとしたひとときを過ごしましょう。

またご夫婦一緒の時には気持ちを和《なご》やかにしながら、コミュニケーションをとることもよいですね。

普段から気になっていることや思いなどをお互い話すことで、心の絆が深まります。

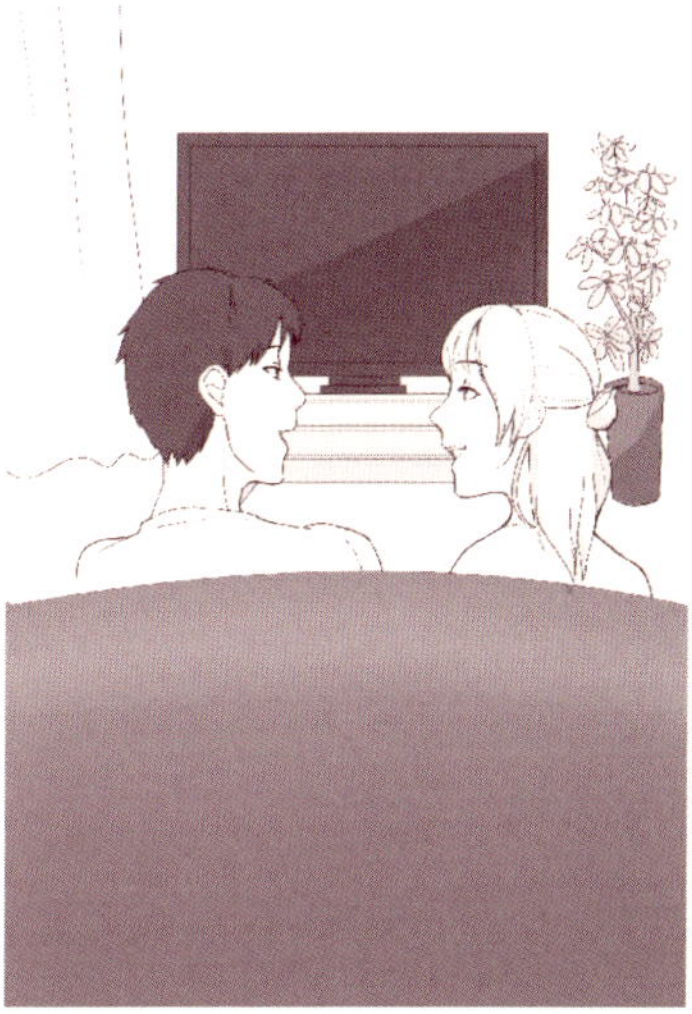

妊活においては、2人の強い信頼関係が成功へのカギを握ります。

その意味で対話を大事に、待望の赤ちゃんを招き入れやすい雰囲気づくりを培いましょう。

# 10

# 「温活」昼食

ランチメニューを４例ご紹介します。日ごろの献立に加えて作ってください。
材料はすべて２人前です。

午前中の温活

12:30 a.m.

## 中華おこわ

もち米や根菜は体を温めます。炊飯器で炊けるので調理が簡単です。

＝材料＝

もち米１カップ、水150ｃｃ、だし昆布10㎝、鶏肉80ｇ、
ゆでレンコン50ｇ、シイタケ２枚、ニンジン１/４本、ネギ10㎝、
生姜千切り大さじ１、醤油大さじ１、酒小さじ１、砂糖小さじ１、
塩・コショウ少々、ごま油小さじ１、クルミ粗みじん大さじ１、香菜（青ネギ）少々

= 作り方 =

1. もち米は洗ってざるにあけ、分量の水とだし昆布を入れ30 分おく
2. レンコンは 1 ㎝角切りにし、軽くゆでる
3. シイタケ、ニンジンを 1㎝角に切り、
4. 鶏肉は 2 ㎝角に切り、生姜と塩・コショウ、ゴマ油で軽く炒める
5. 炊飯器にもち米とすべての材料・調味料を加えて炊飯器で炊く
6. 盛り付けの時にお好みで、香菜か青ネギを添える

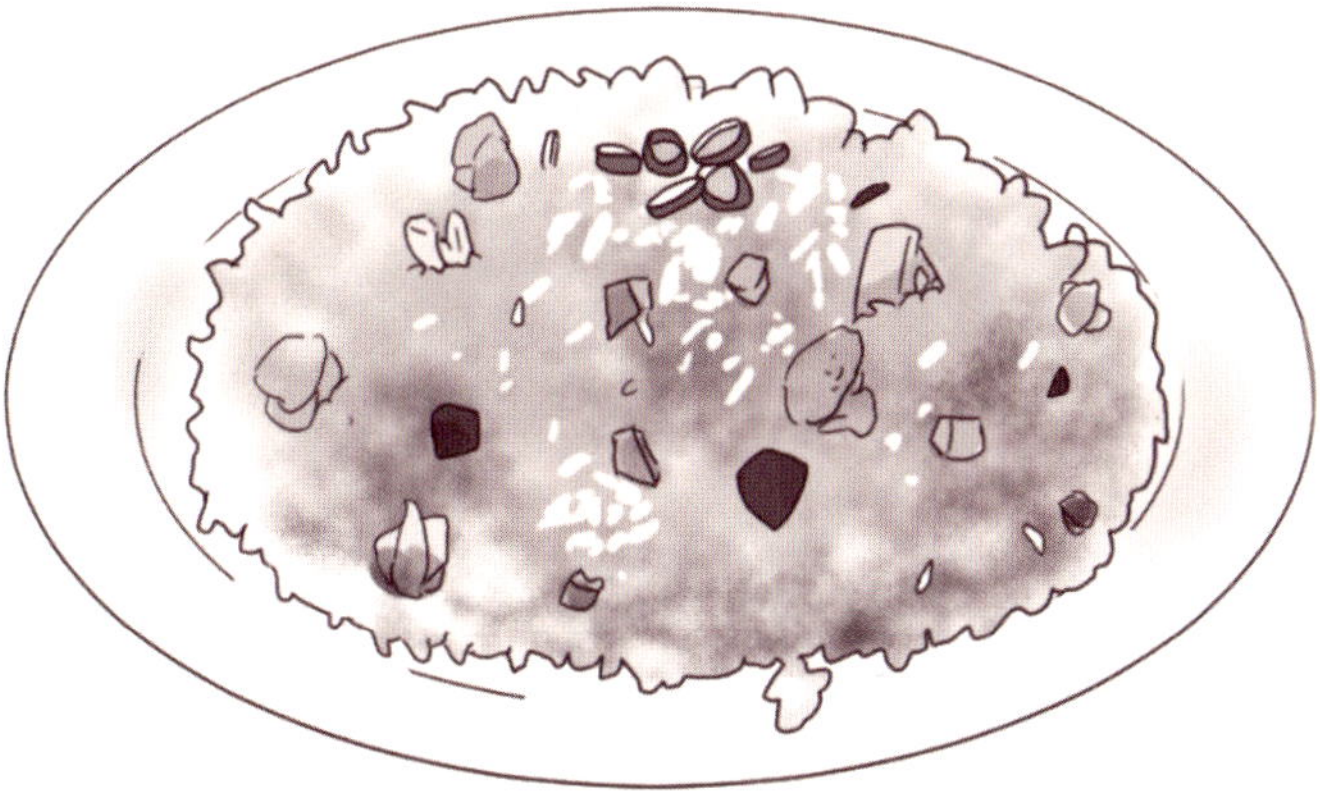

# 鍋焼きうどん

寒い時期にはもちろん、暖かい季節に熱いものをふーふーして食べると、内臓を温めて代謝 UP。

= 材料 =

ゆでうどん 2 玉、卵 2 個、シイタケ 2 枚、ネギ 1/4 本
小松菜 2 茎、油揚げ 1/4 枚、
だし汁 3 カップ、醤油大さじ 2、塩少々、みりん大さじ 1/2

= 作り方 =

1. シイタケは軸をとり、1/2 にカット
2. ネギ、ゴボウは 5 ㎜斜めに、小松菜は 3cm に切る
3. 油揚げは湯通しし、1 cm 幅の短冊切りにする
4. だし汁と調味料を土鍋に入れて中火にかけ、材料を入れて沸騰させる
5. うどんを加え、卵を割り入れ、好みの硬さに加熱し火を止める

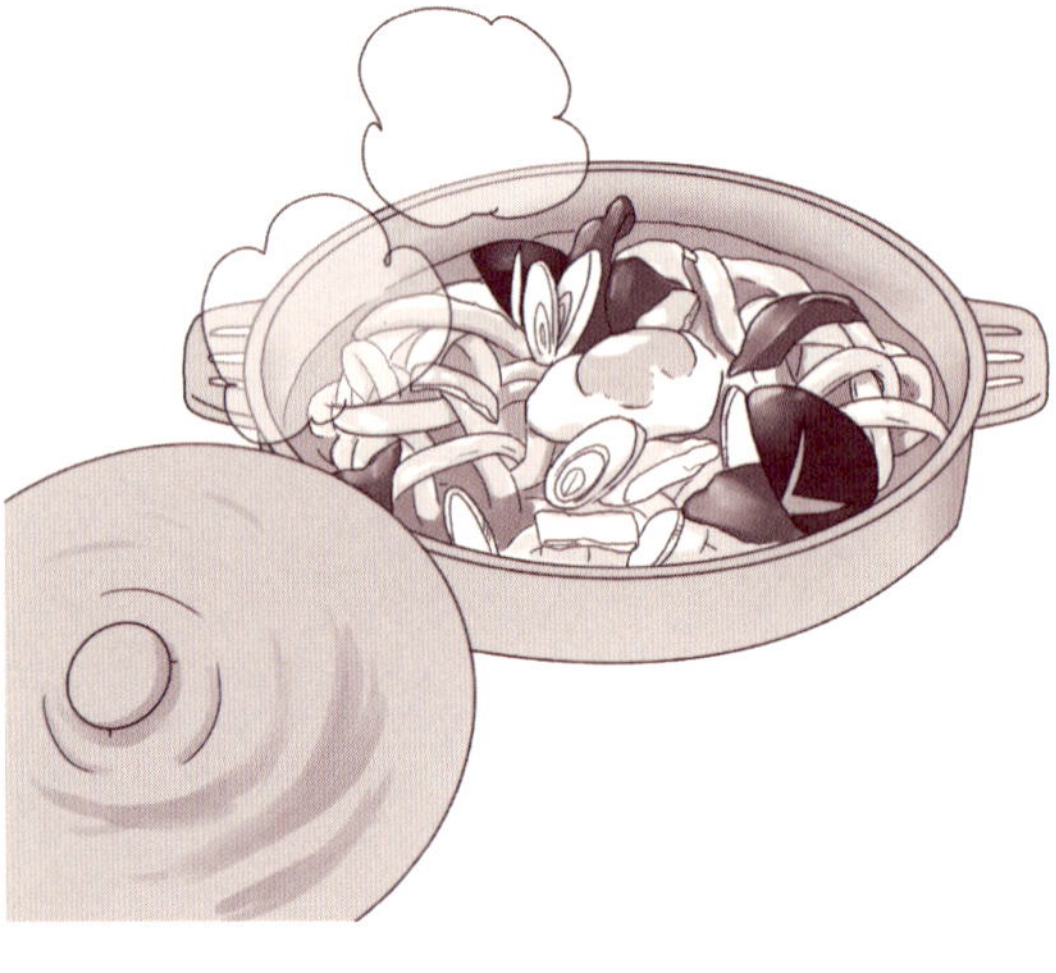

# 玄米リゾット

栄養価の高い玄米が、簡単に調理できます。

＝材料＝

玄米ご飯 150 g（茶碗 1）
（※炊飯器で多めに炊き、小分けして冷凍しておくと使いやすい）
鶏もも肉 70 g、玉ネギ 1/4 個、かぼちゃ 1/10 個、ニンジン 5 / 1 本
ピーマン 1/2 個、ニンニクみじん切り小さじ 1、
オリーブオイル小さじ 1
水 100 ｃｃ、ケチャップ大さじ 1、トマト水煮缶（カット）150 ｃｃ、
ブイヨン小さじ 1、砂糖少々、塩・コショウ少々、粉チーズ大さじ、
青ネギ少々

＝作り方＝

1. 鶏肉を 1 センチくらいの角切りにし、塩・コショウする
2. 玉ネギは、大きめのみじん切りにする
3. ニンニク・生姜はみじん切りにする
4. かぼちゃは 2 cm の角切り、ニンジンは 1 cm 角切りにする
5. 鍋にオリーブオイルとにんにくを入れて熱し、玉ネギを炒める
続いて鶏肉、かぼちゃ、ニンジン、ピーマンを軽く炒める
5. 水とブイヨンと調味料、玄米ご飯を加え中火で煮る
水分がなくなったら粉チーズを加え、塩・コショウで味を調える
6. 小口切りにした青ネギを添える

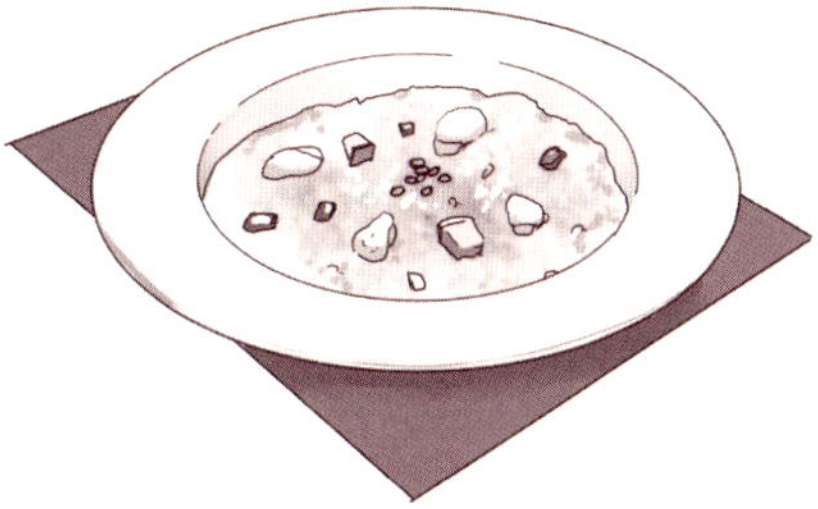

# 白菜とエビのスープパスタ

野菜が多く油の少ないヘルシーなパスタ料理です。
オリーブオイルでエビを炒めるとコクが増します。

＝材料＝

白菜 200 ｇ、小松菜 20 ｇ、エビ 6 尾、
生姜千切り小さじ 1/2、ネギ１０㎝、鷹の爪少々
スパゲッティー 200 ｇ、水 800 ｃｃ
塩少々、醤油小さじ 2、みりん小さじ 2、ブイヨン小さじ 1/2

＝作り方＝

1. エビは背ワタを取り、大きければ１／２にそぎ切りにし、醤油・酒・片栗粉小さじ１（分量外）で下味をつける
2. 白菜と小松菜は繊維に沿って５ｃｍ、幅１ｃｍ程度の拍子切りにする
ねぎは５ｍｍの斜め切り、生姜は千切りにする
3. 塩を加えた、たっぷりの湯でスパゲッティーをゆでる
別の鍋に分量の水と調味料を入れ、材料を入れて煮込み、ゆでたパスタを加える
4. 塩・コショウで味を調える

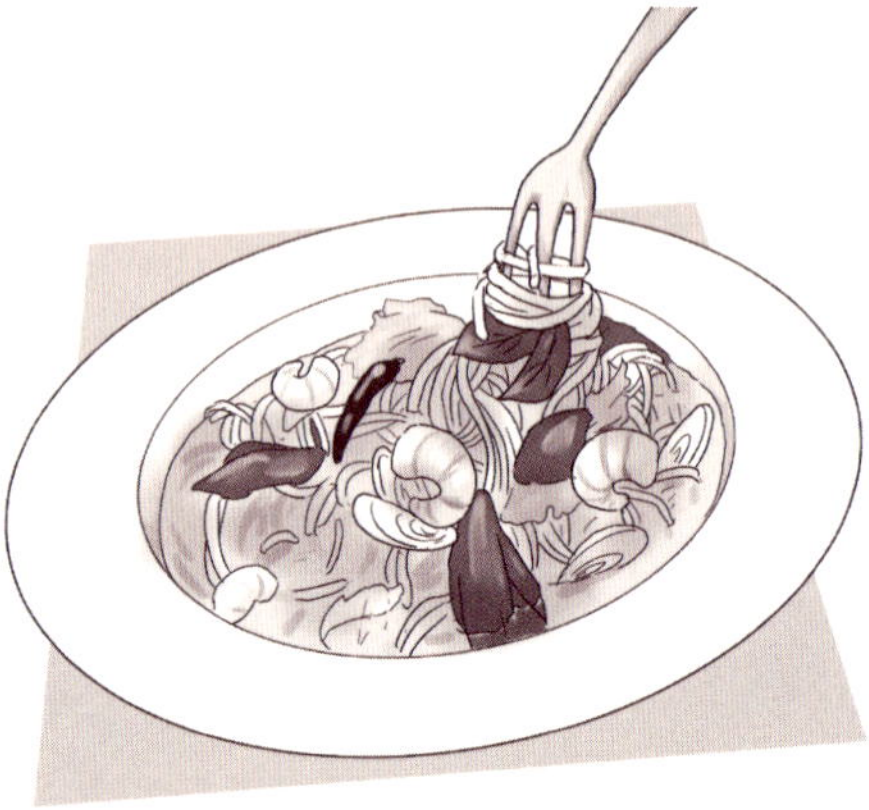

*Column.3*

# 昼食後の自由時間の使い方

午後からの時間帯は、交感神経がもっとも優位に働いて心身ともに活発になり、新陳代謝が高まります。

そこで温活昼食を摂ったあと、30分ほど食休みをしたら、外へ出てアクティブに体を動かしに出掛けましょう。

特にウォーキングなどは、全身がより一層ヒートアップします。

その際は胸を張り両手を大きく振って、汗ばむ速さで歩くとよいですね。

太陽の光を30分程度浴びるだけで、日光に含まれる紫外線によって皮下脂肪からビタミンDが作られ、カルシウムの吸収を促進し骨を丈夫にします。

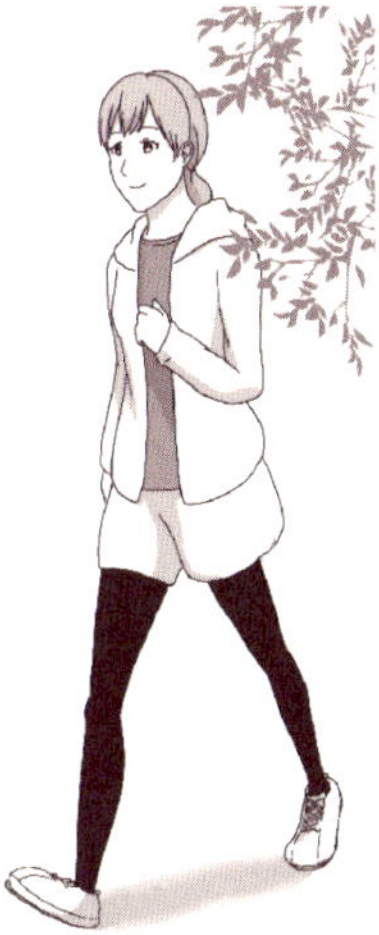

これは妊活を行なう女性にとって、欠かせない要素です。

普段、会社や家にこもりっぱなし気味な人も、外の陽射しを浴びることですがすがしい気持ちになり、前向きな気分へと誘われます。

ショッピングや友達と会っておしゃべりをしたり、普段頑張っている自分へのご褒美にエステでキレイになることでもよいですね。

# Chapter 5

## 実践！
## 「妊娠体質になるための1日たっぷり温活」③

# 午後の温活

# 11

## 温活入浴（ヒマラヤ岩塩による
## セルフマッサージ）

午後の温活
17:00 p.m.

お風呂を利用した温活入浴と、ヒマラヤ岩塩によるセルフマッサージを行なっていきます。

朝や夕方の入浴は、旅に出掛けたよう非日常的な気分を味わえるため、心身ともにリフレッシュできます。

全身の巡りを一層高めて、デトックスを促しましょう。

お風呂の温度は、40℃～42℃に設定し肩までつかります。

湯船につかる時間は20分前後を目安にします。

老廃物をたっぷり流したら、浴室内で「ヒマラヤ岩塩」を使ってセルフマッサージをしましょう。

**塩は浸透圧の働きにより、毛穴に詰まった汚れを排出し、新陳代謝を促します。**また「海の結晶」とも言われるヒマラヤ岩塩には、長い年月を経た地中の有効成分である天然ミネラルを含んでいます。このため、美肌効果や保温効果が生まれます。岩塩を使って心身を浄化するイメージをもちながら、セルフマッサージに取り組んでみてください。

お風呂から上がる前には、冷水シャワーを浴びましょう。

足先から、膝、お尻、お腹、背中、胸、頭へと、下半身のほうから上半身に向けてかけていきます。冷たいと感じる人は、ぬるめのお湯から少しずつ温度を下げていって、最終的に冷水にするとよいでしょう。冷水シャワーにより、肌も気持ちもキュッと引き締まります。保温効果が一層高まり、お風呂から上がったあとも、いつまでもぽかぽかと温かい状態を保つことができます。

# マッサージの方法

*1* ヒマラヤ岩塩をすりこみながら、足先から太もものつけ根にかけてこすり上げる。

*2* お腹を時計回りにマッサージする。

*3* 腕や肩、首、腰など、疲れている部位、気になる部位にすりこみ、しっかりほぐすようにもんでいく。

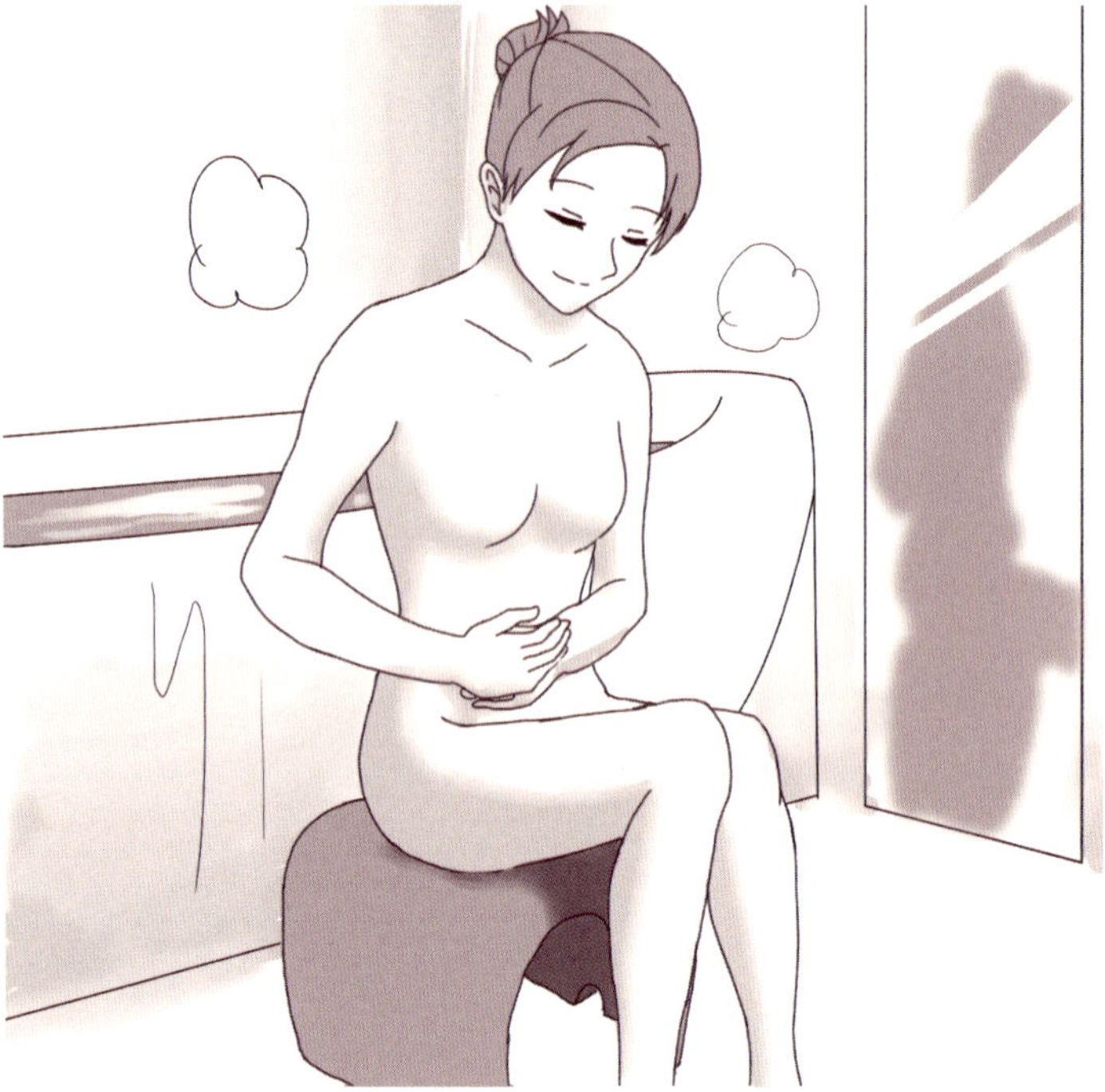

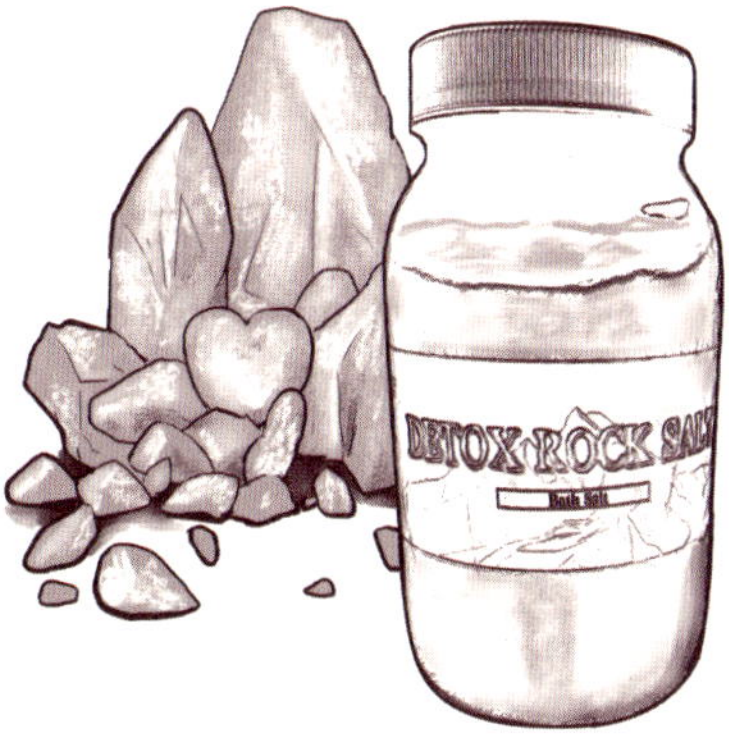


**ヒマラヤ岩塩**

マッサージには、天然の粗塩である「岩塩」を使用します。中でもおすすめするのが「ヒマラヤ岩塩」です。3億年ともいわれる太古の昔より蓄積された海水が結晶化してできた、ミネラル成分が豊富なパワーソルト。皮膚の新陳代謝を高め、気になる脂肪にも働きかけるデトックスアイテムです。

ex.「ロックソルト」
1kg入り 2,980円（税別）

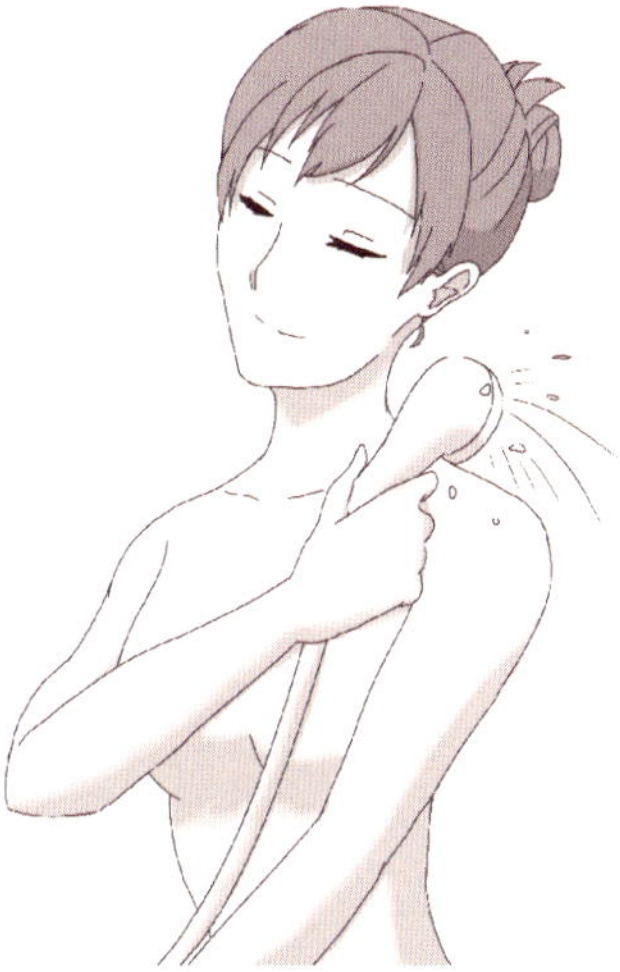

お風呂から上がる前には、冷水シャワーを浴びましょう。
保湿効果が高まり、いつまでもぽかぽか温かに。

# 12

## 生姜ココアを飲む

午後の温活

18:00 p.m.

温活入浴とマッサージを終えたら、「生姜ココア」の飲用をおすすめします。

生姜は、代謝をよくして体を温める作用のある食材として知られています。主に上半身を温めるのに、即効性があります。

**ココアはポリフェノールが豊富で、血流を促す栄養価の高い飲み物です。** こちらは下半身を温め、その保温力はとても高いとされます。

この両者を組み合わせて飲むことで、冷え対策に抜群の効果を発揮します。

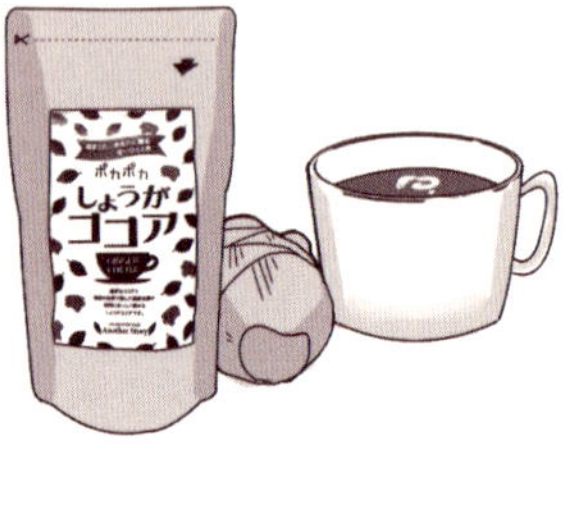


ex.「粉末生姜ココア」
300g × 2袋
2,000円（税別）

# 13

## 手先・足先ぶらぶら体操

午後の温活

18:15 p.m.

座った姿勢で簡単にできる、ぶらぶら体操を行ないます。

両足を軽く浮かせて、両手を横に広げます。

その状態で、手先・足先をぶらぶらとゆさぶります。

10～30秒くらいゆさぶったら、少し休んだあとにもう1度繰り返します。

これを3セット行ないましょう。

**末端まで血流がいきわたることで全身が温まり、疲労も改善できます。**

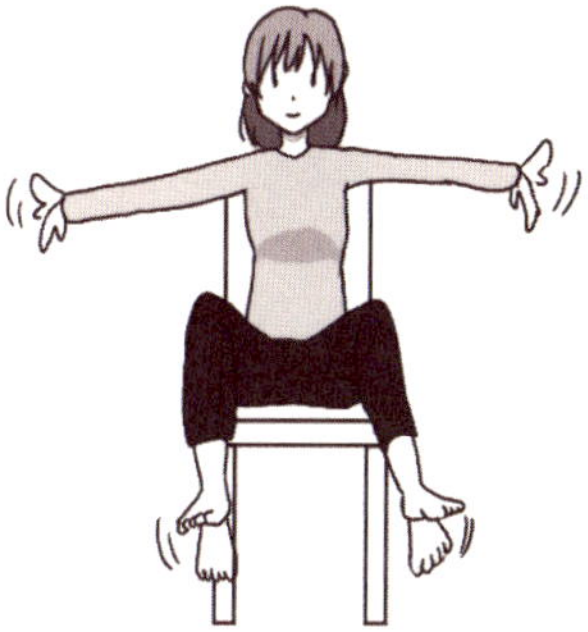

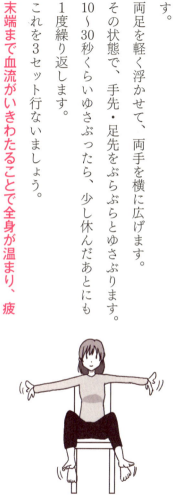

# 14

## 「温活」夕食

おかず類を４例ご紹介します。日ごろの献立に加えて作ってください。材料はすべて２人前です。

午後の温活

19:00 p.m.

### 羊肉の餃子

ラム肉は、肉の中でも特に体を温める食材です。ネギや生姜、ニンニクをきかせると臭みが気になりません。

＝材料＝

羊肉 200 ｇ、片栗粉小さじ１、白菜 200 ｇ、ニンジン 1/2 本、ネギ 10㎝、ニンニク、生姜みじん切り各小さじ 1/2、卵１個

（調味料）
醤油大さじ１、酒大さじ１、オイスターソース小さじ１、塩・コショウ少々

=作り方=

1. 包丁でみじん切りにした肉に、片栗粉と酒小さじ１をまぶし揉みこむ
2. その他のみじん切りにした材料と溶き卵、調味料を合わせさらに混ぜ合わす
3. 餃子の皮で包む
4. 沸騰したお湯に入れてゆでる
   浮いてから１～２分ゆでる
5. お好みでラー油や酢醤油を添える

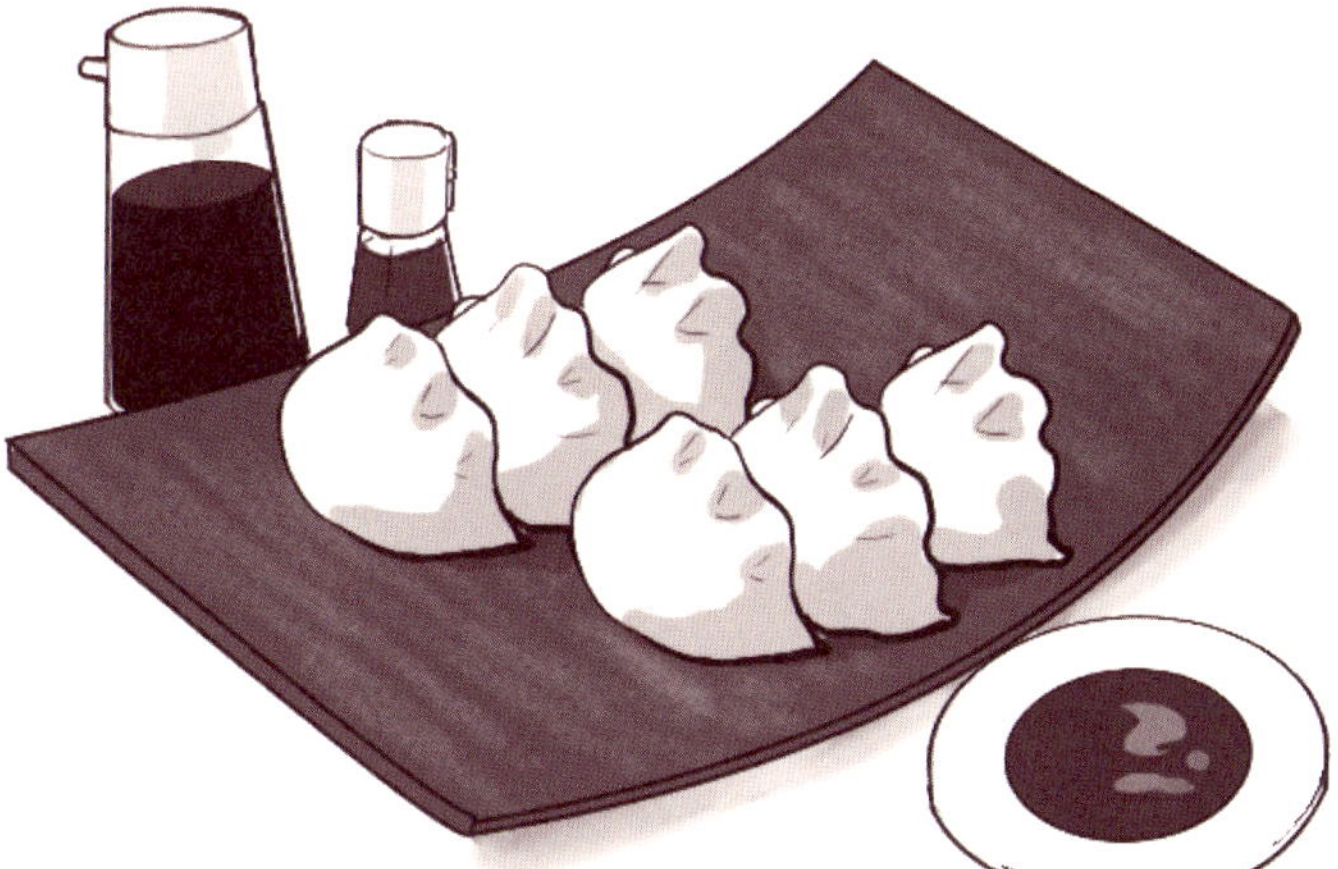

# 高野豆腐の根菜肉詰

高野豆腐は低カロリーですが、アミノ酸をはじめさまざまな栄養が豊富に含まれています。詰める具により、味の変化が楽しめます。

＝材料＝

高野豆腐３枚、しめじ 1/4 パック、鶏ひき肉 100 ｇ、ゴボウ 10㎝、パプリカ１/ ４個、 ピーマン 1/2 個、ネギみじん切り大さじ１、水大さじ１、酒大さじ１、醤油大さじ 1.5、生姜みじん切り小さじ 1/2
（煮汁）
だし２カップ、酒大さじ１、みりん大さじ１、醤油大さじ２、塩少々、片栗粉小さじ１/ ２

＝作り方＝

1. 高野豆腐は水に戻した後軽く絞り、斜めにカットし厚めに切り込みを入れる
2. しめじは 1㎝に切る
3. ゴボウは小さめのささがきにし、下茹でする
4. パプリカとピーマンは、粗くみじん切りにする
5. ボールにひき肉とカットした材料、調味料を入れてこね合わせる
6. 切り込みに片栗粉をまぶし、４を詰める
7. 煮汁を鍋に合わせ、５を煮込む

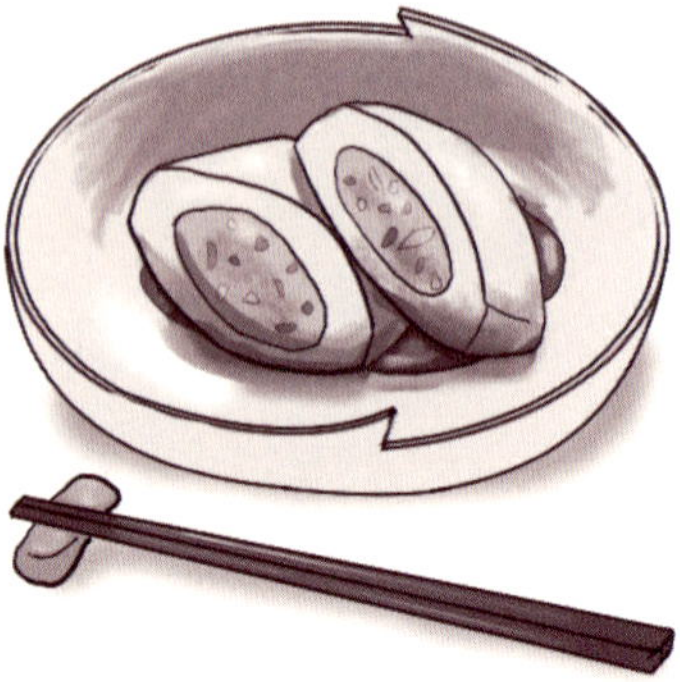

# タラのみぞれ鍋

大根に含まれる消化酵素（ジアスターゼ）により、胃腸の働きを助けます。

＝材料＝

大根 1/3 本、タラの切り身 2 切れ、焼き豆腐 1/2 丁、シイタケ 2 枚、
白菜 200 g、ニンジン 1/4 本、白ネギ 1 本、
（調味料）
昆布だし汁 500cc、酒 50cc、みりん大さじ 1、塩小さじ 1/2、
醤油小さじ 2

＝作り方＝

1. 大根をすりおろす
2. タラは骨を取り、さっとゆで、ざるに開ける
   6 等分に切る
1 シイタケは石づきを取り、1/2 に切る
2. 白菜は大きめのそぎ切り、ネギは 1㎝、ニンジンは 5㎜幅の斜め切りにする
3. 鍋にだし汁、調味料を入れて火にかける
4. 煮立ったところに材料を入れ、火を通す
5. さらに、大根おろしを加え 1 〜 2 分加熱
6. お好みの薬味を添える

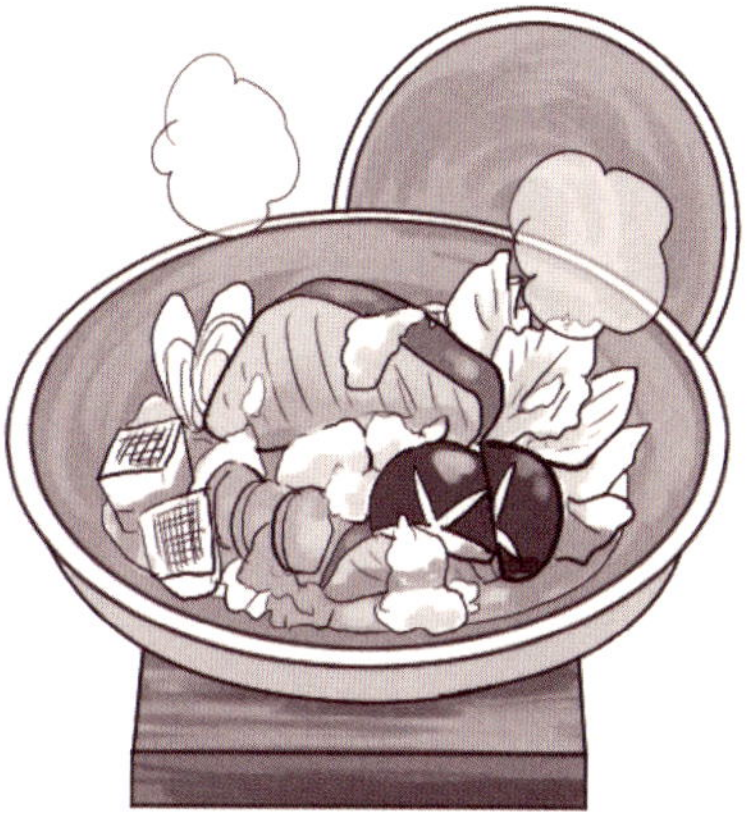

# 豚肉とレンコンの生姜焼き

レンコンは、加熱しても壊れにくいビタミンCが含まれており、食物繊維やミネラルも豊富に含まれています。

＝材料＝

豚肉スライス 80 g、レンコン 140 g、玉ネギ 1/2 個、キャベツ 50g、
生姜すりおろし小さじ 2、ニンニクすりおろし小さじ 1/4、
酒大さじ 1/2、醤油大さじ 2、みりん大さじ 1、ごま油小さじ 1/2、
塩・コショウ少々、いりごま少々

＝作り方＝

1. 肉に塩・コショウし、下味をつける
2. レンコンはいちょう切りにし、軽く湯通しする
3. 玉ネギはスライス、生姜、にんにくはすりおろす
4. フライパンに油をひき、豚肉と玉ねぎ、レンコンを炒める
5. 調味料と生姜・ニンニクを合わせ、4 に加え、さらに火を通す
6. お好みでいりごまをふり、塩ゆでにして大きめにカットしたキャベツを添える

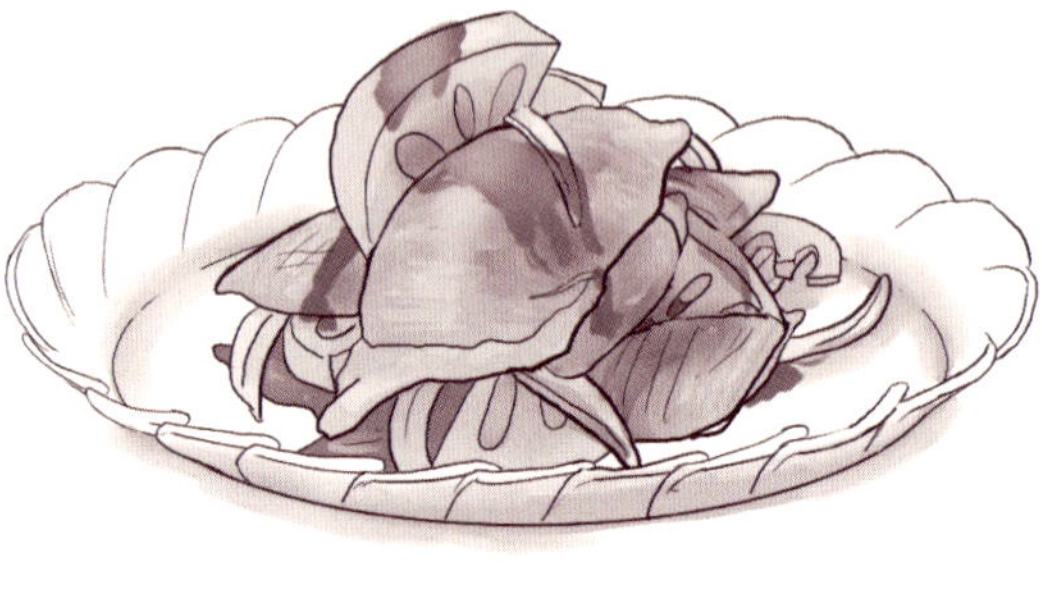

Column.4

# 夜の自由時間の過ごし方

## 笑いと涙の効能について

私たちは日常生活において、大なり小なりストレスを受け続ける傾向にあると言えます。適度なストレスというのは、人間が本来持っている「逆境に立ち向かう力」が働くことで免疫力が増し、健康のバロメーターにもなります。ところが過度なストレス状態が続くと、自律神経の調整機能を崩し、胃腸のトラブルや心の不調といった悪影響をもたらしかねません。

そこで大きなストレス状態を回避する方法としてひと役買うのが、「笑いと涙」です。笑いと涙は、酸素量が増すことで血流を促し、新陳代謝を高めます。また腹筋や表情筋を使うことで、筋力アップにも繋がります。そして何よりも、幸福感をもたらしながらストレスの発散ができるため、妊娠体質に向けてのやる気スイッチモードが高まります。

これらの効能は、感情から沸き起こる最良の「温活」と言えるでしょう。夕食後のひと時は、笑いや涙をもたらすような映画を見て、日常の喧騒《けんそう》から心を解放し、気分をリフレッシュしてみてはいかがでしょう。

## 笑いと涙が体へもたらす効用

○脳が活性、元気に

感情を司る脳の働きが活発になることで、ストレスや疲労感から解き放たれ、気分がリフレッシュします。また脳への血流量が増し、記憶力の向上や老化防止にも役立ちます。

### ◯血行促進

腹式呼吸や深呼吸が自然と繰り返されることで、十分な酸素が取り込まれます。これにより、新陳代謝が一層高まります。

### ◯自律神経バランスが整う

自律神経には、体を活発に動かしたり、意識が高まる際に働く交感神経と、リラックスモードへと誘う副交感神経があります。この緊張と緩みのバランスは、私たちが日ごろ意識のしていないところで上手に保たれています。ところが両者の均衡が崩れてくると、体内において神経の乱れが生じ、さまざまな不調を招きます。笑いと涙は、交感神経優位の緊張状態から、リラックスモードへのスイッチングがスムースに行なわれることで、自律神経のバランスが整います。

### ◯内臓機能が活性、カロリー消費にも

腹筋や横隔膜を使うことで、内臓機能の働きが活発になり、便秘などの解消にもひと役買います。そして大笑いすることはカロリー消費を促し、体重コントロールにも役立ちます。

### ◯豊かな表情を再生、幸福感ＵＰ

笑いや涙は、幸せホルモンを分泌し、ストレスホルモンを排出します。最近の研究では、病《やまい》を退治する免疫細胞を増やすことがわかってきました。爽快感と活力を与え、心身の健《すこ》やかさを再生します。

# 15

# 寝る前に……、潜在意識（無意識の脳）を働かせる

午後の温活

23:00 p.m.

「火事場の馬鹿力」という言葉があります。これは腕力のない人でも、火事などの危機に遭遇した際には、想像をはるかに超えた力を発揮することができる、というたとえを表しています。潜在意識とは、このように私たちの心の奥底に眠る、無限の可能性を秘めた能力のことです。太陽がさんさんと輝く青空の向こうにも、目には見えないけれど無数の星が存在しています。そしてそこには、希望や夢などたくさんの宝物が詰まっているのです。

皆さんが「赤ちゃんを授りたい」という優しい気持ちも、すでに潜在意識に宿っていることでしょう。

こうした願いを実現するには、夜の時間帯に強く念じるとよいと言われます。

そこで眠りにつく前に、今日1日、「妊娠体質になるための体の温め方」を実践し、健やかな心身を導くことができたこと、そして**最愛の赤ちゃんがお腹にいることを、すでに叶ったビジョンとして頭の中でしっかり思い描いてください。**また実際のイメージを紙に書いてベッドから見えるところに貼り、これを眺めることで再確認する方法もよいでしょう。

近い将来、その思いが必ずや届くことを心よりお祈りします。

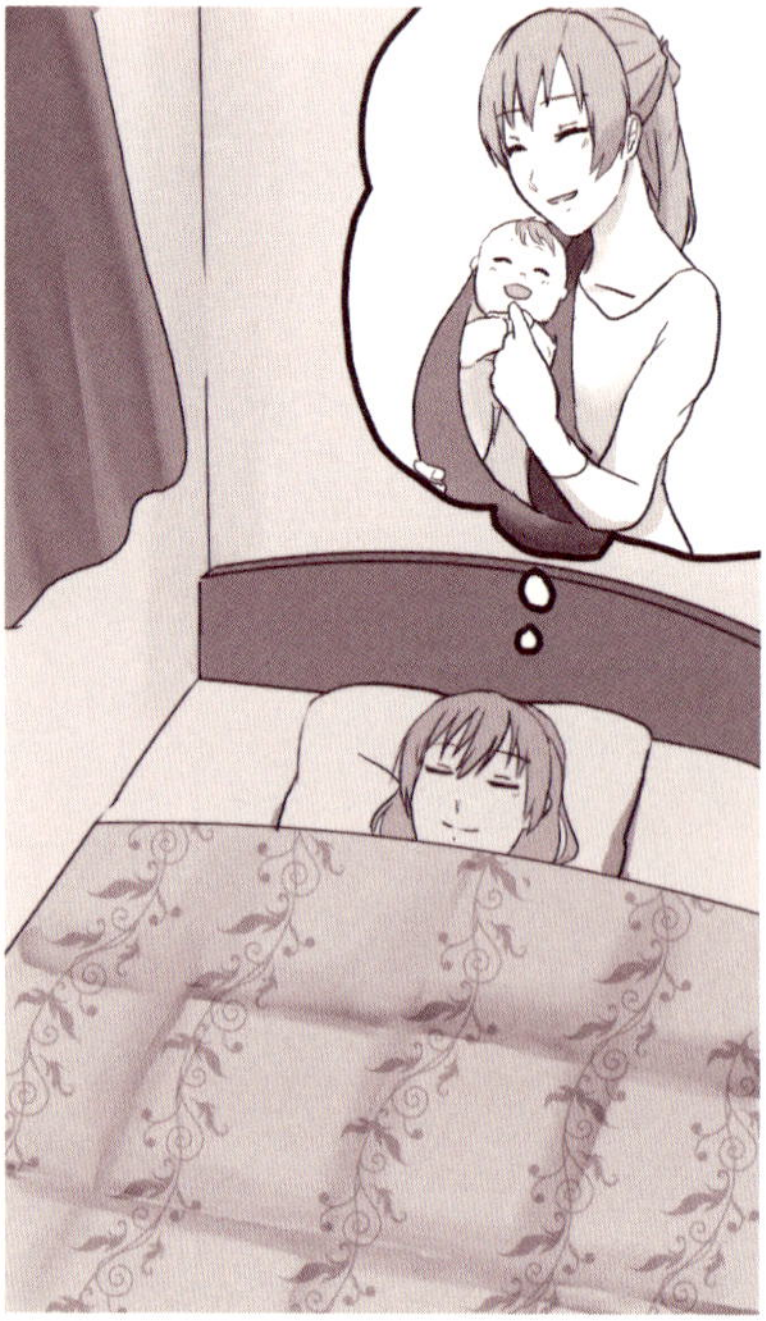

付章

# Q＆A

## 「妊娠体質になるための体の温め方」10の質問

## Q.1

**休みの日は疲れて朝早く起きるのがつらいのですが、昼前くらいから始めても大丈夫でしょうか。**

## A.

体の不調や不妊の原因は、自律神経の乱れやホルモンバランスの崩れによる「冷え」から起こる場合が多くみられます。「妊娠体質になるための温活」は、これらを整えながら免疫力を高めていくメソッドです。その意味においても、排泄機能が活発に働く朝の早い時間帯から行なっていただくのがベストです。ただし、どうしても疲れて起きれない時や午前中に都合などが入っている場合は、ご自分のペースやスケジュールに合わせて行なってもかまいません。

## Q.2

**すべての種類の「温活」を順番に実践しないと、効果は違ってしまいますか。**

A.

「温活」のメソッドは、自律神経の働きを加味しながら、1日たっぷり体の滞《とどこお》りを流し、心身ともにリフレッシュできるように組み立てられています。従って、紹介した順番通りに実践するのが最も効果的です。ただし時間の取れない人は手順を変えたり、これらの中からピックアップして、ご自分のできる範囲で行なってもかまいません。

## Q.3

**たくさん汗を出したいのですが、温活サウナマットは長時間使用しても大丈夫ですか。**

A.

温活サウナマットの体感温度は、人それぞれ異なります。たった10分程度で汗が出てくる人もいれば、30分してやっとジワジワと温かくなる人もいます。注意してほしいのは、温活サウナマットを長時間使用し続けると、低温やけどの原因になること。使用時間は、心地よいと感じる温さに調節しながら、20〜50分程度にとどめてください。

※なお、熱いと感じたら、すぐに使用を中止してください。また温活サウナマットを使用したまま就寝するのは、絶対に避けてください。

## Q.4 「温活」は、週に何回行なってもよいですか。

A. 週に何回行なっていただいてもかまいません。今日はこのメソッド、明日は別のメソッド、といったように小分けに実践しても、体の滞りが少しづつ改善され、体質改善に役立ちます。ただし、体調の優れない日はかえって悪化する恐れもありますので、実践するのを避けてください。

## Q.5 最近太り過ぎが気になるのですが、当日の食事は抜いてもかまわないでしょうか。

A. 「温活」は、体に溜まった老廃物を流し出します。したがって、運動するのと同じくらいに体力も消耗します。食事をまったくせずに行なうと、体への負担が生じ、反対に体調不良を引き起こす原因にもなりかねません。本文で紹介した食事は、管理栄養士の先生が提唱する、栄養バランスの取れたメニューとなっています。人の体は1日の中において、午前中は排泄の時間帯、昼から20時くらいまでが摂取・消化の時間帯、それ以降の明け方4時くらいまでが吸収・利用の時間帯といった、「生理サイクル」があります。したがってカロリー制限を考えている人は、昼と夜に少しずつ摂るようおすすめします。なお水分については、きちんと補給するよう心掛けてください。

## Q.6

## 「温活」すると、体がだるくなる時があるのですが、なぜでしょうか。

## A.

体調の優れない時に行なうと、だるさが出たり具合が悪くな場合もあります。
また、溜まった老廃物を温めながら排出するメソッドですので、体が驚いて好転反応（良い状態へと向かう反動）を起こすケースもあります。もしも途中で体調が優れないと感じた時には、一旦中止して、様子を見ながら実践することをおすすめします。

## Q.7 オイルでホットストーンを使ってマッサージをしたら、かゆみが出て赤くなったのですが大丈夫でしょうか。

A.

セルフマッサージの際に使用する天然植物性オイルは、安心・安全な日本の製薬会社で調合し、サロンでも20年以上にわたってお客様に利用していただいてます。これまで同じように温めて、オイルトリートメントをしたことにより、かゆみや赤みが出たといったトラブルはありません。そこで考えられるのは、温活サウナマットを長時間使用したり、ホットストーンが熱すぎて低温やけどに近い状態になり、赤みが残ったと考えられます。

また免疫力が落ちている時は、皮膚が弱くなっている可能性もあります。

その場合は、オイルを使用して温めるメソッドは一旦中止して、皮膚のトラブルがひいてからまた始めてみてください。

## Q.8

**私はちょっとしたことで汗が出るのですが、これは代謝がよすぎるからなのでしょうか。また汗が出やすい体質なのに「温活」して、さらに多汗にならないでしょうか。**

## A.

汗を異常なほどかきやすい人は、多汗症や肥満ぎみ、自律神経の乱れなどが考えられます。気になる場合には、医師の受診をおすすめします。それで特に問題がなければ、「温活」を一辺にすべてを試すのではなく、これらのメソッドの中からいくつか選んで、様子を見ながら行なってください。自律神経が整ってくることで、汗のかき方も改善していく場合もあります。

## Q.9 休日はジムに通っていますが、行く前に「温活」をしてもかまいませんか。

A. ジムに行く前に行なっても大丈夫です。ストレッチやセルフマッサージも取り入れた「温活」は、デトックスしながら体の隅々にまで酸素や血液が行き渡ります。したがってその後に運動することで、トレーニング効果がより一層高まり、心身ともにすっきりリフレッシュすることでしょう。ただしその際に、水分補給や食事はしっかり摂ってください。

## Q.10 「温活」を実践したら、どのくらいで妊娠できますか。

A. 人の体はその仕組みこそ皆一緒ですが、体温や代謝機能、排泄する力の度合いなどはそれぞれ異なります。冷えが強い人もいれば、むくみにくい人もいます。また便秘しやすい人もいれば、肩こりをまったく感じない人もいます。したがって、「温活を何回行ったら、妊娠できます」とは一概に申し上げることができません。数回で体調が整う場合もありますし、何カ月、何年間か続けてようやく少しずつ変化が表れる人もいます。「温活」を継続することにより、あなたご自身の体や心のメンテナンスにきっとお役に立てることと思います。

# 付録

# 健康座標軸

今、自分の体に何が不足していて、反対にどういったところが優れた点であるのかを、より詳細に知るために「健康座標軸」を作ってみましょう。

「丸一日たっぷり温活」をすでに始めた人も、まだの人も、健康座標軸の結果をしっかり把握することで、日頃の健康についての弱点や、気になるところを再確認することができ、体質改善や生活習慣を見直すよい手立てにもなります。

チェックする項目は「体・運動」「生活環境」「精神・睡眠」「食生活」の４つ。それぞれの質問について、はい＝１点、どちらともいえない＝３点、いいえ＝５点で答えていただきます。

項目ごとに平均点を出して、健康座標軸を作りましょう。

最後に簡単なアドバイスも記してありますので、参考にしてください。

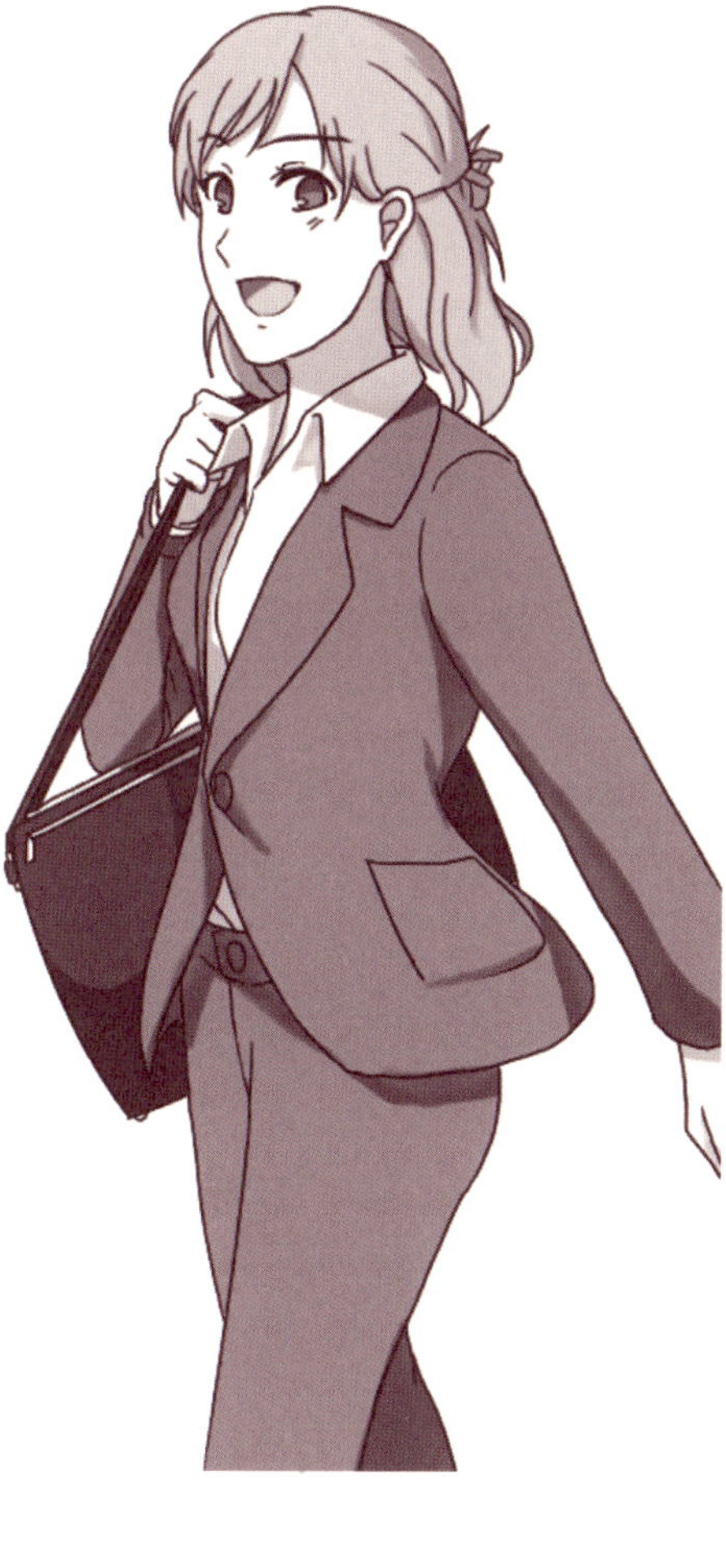

# 体・運動チェック項目

| | | はい | どちらとも言えない | いいえ |
|---|---|---|---|---|
| 1 | 手足やお腹に冷えを感じる | 1 | 3 | 5 |
| 2 | 夕方になると脚がだるく、むくんでいる感じがする | 1 | 3 | 5 |
| 3 | 肩や腰がつらい | 1 | 3 | 5 |
| 4 | 体全体が重く感じる | 1 | 3 | 5 |
| 5 | 朝起きると顔がむくんでいる時がある | 1 | 3 | 5 |
| 6 | 汗をかくようなスポーツは好きでない | 1 | 3 | 5 |
| 7 | 毎日湯船につかっていない | 1 | 3 | 5 |
| 8 | 便秘気味である | 1 | 3 | 5 |
| 9 | カラダが硬い | 1 | 3 | 5 |
| 10 | 目や頭の疲れを感じる | 1 | 3 | 5 |
| 11 | 坂道などではすぐに息切れする | 1 | 3 | 5 |
| 12 | 乗り物で席が空いてれば真っ先に座る | 1 | 3 | 5 |
| 13 | 歩いて 15 分以上かかるような距離なら乗り物を使う | 1 | 3 | 5 |

| | | | | |
|---|---|---|---|---|
| 14 | 休みの日には、１日中家で過ごすことが多い | 1 | 3 | 5 |
| 15 | 肌荒れや吹き出物が出やすい | 1 | 3 | 5 |
| 16 | 婦人科系のトラブルを起こしやすい | 1 | 3 | 5 |
| 17 | 寒くてもファッションを優先して薄着をする | 1 | 3 | 5 |
| 18 | ストレッチや柔軟体操はほとんどしない | 1 | 3 | 5 |
| 19 | 体脂肪が 30%前後ある | 1 | 3 | 5 |
| 20 | 定期健康診断をしていない | 1 | 3 | 5 |
| | 計 | | | |

| 合計 | | | | 平均点 | |
|---|---|---|---|---|---|
| | 点 | ÷ 20 | ＝ | | 点 |

# 生活環境チェック項目

| | | はい | どちらとも言えない | いいえ |
|---|---|---|---|---|
| 1 | 毎日残業続きである | 1 | 3 | 5 |
| 2 | 自分だけの時間があまり取れない | 1 | 3 | 5 |
| 3 | 趣味がほとんどない | 1 | 3 | 5 |
| 4 | 期日までにやらなければならないことが山積している | 1 | 3 | 5 |
| 5 | 生活環境や仕事がここ何年も一緒だ | 1 | 3 | 5 |
| 6 | 生活にメリハリがない | 1 | 3 | 5 |
| 7 | 十分な休養が取れていない | 1 | 3 | 5 |
| 8 | 掃除をあまりせず、身の回りが整頓されていない | 1 | 3 | 5 |
| 9 | 布団はあまり干さず、シーツや枕カバーも洗濯しない | 1 | 3 | 5 |
| 10 | 気晴らしや気分転換が得意でない | 1 | 3 | 5 |
| 11 | 今住んでいる部屋や仕事場が好きでない | 1 | 3 | 5 |

| | | | | |
|---|---|---|---|---|
| 12 | タバコを吸う | 1 | 3 | 5 |
| 13 | お風呂に2日以上入らないことがある | 1 | 3 | 5 |
| 14 | 旅行には何年も行っていない | 1 | 3 | 5 |
| 15 | たくさんの人の中にいるのが苦手だ、人前で話すのが不得意だ | 1 | 3 | 5 |
| 16 | 睡眠時間が不規則だ | 1 | 3 | 5 |
| 17 | やらなければいけないことを後回しにしがち | 1 | 3 | 5 |
| 18 | 日光を浴びるのが好きでない | 1 | 3 | 5 |
| 19 | 冷暖房はたくさん使用するほうだ | 1 | 3 | 5 |
| 20 | 休みの日は、パソコンやスマホを見て何時間も過ごすことがある | 1 | 3 | 5 |
| | 計 | | | |

合計 □点 ÷ 20 ＝ 平均点 □点

健康座標軸

# 精神・睡眠チェック項目

| | | はい | どちらとも言えない | いいえ |
|---|---|---|---|---|
| 1 | ストレスを溜めこみやすい、イヤなことを長いこと抱え込むタイプである | 1 | 3 | 5 |
| 2 | 言いたいことを言えず我慢してしまう、人から何かすすめられたら断り切れない | 1 | 3 | 5 |
| 3 | 具体的な夢や目標を持っていない、ワクワクするような思いをあまり感じない | 1 | 3 | 5 |
| 4 | 寝るのは午前1時以降が多い | 1 | 3 | 5 |
| 5 | 睡眠が浅く、夜中にたびたび目が覚める | 1 | 3 | 5 |
| 6 | いつも眠いと感じる | 1 | 3 | 5 |
| 7 | 頭が重い | 1 | 3 | 5 |
| 8 | 物事に30分以上集中できない | 1 | 3 | 5 |
| 9 | 普段、呼吸が浅く感じることがある | 1 | 3 | 5 |
| 10 | 寝る前にイヤなことをつい頭に浮かべてしまう、眠りに入るまでに時間がかかる | 1 | 3 | 5 |
| 11 | 毎日朝起きるのがつらく、気分が上がらない | 1 | 3 | 5 |

| | | | | |
|---|---|---|---|---|
| 12 | なんでも気軽に話せる友人が少ない | 1 | 3 | 5 |
| 13 | 友人と楽しく過ごすより、1人のほうが気楽だ | 1 | 3 | 5 |
| 14 | 夢をたびたび見る | 1 | 3 | 5 |
| 15 | テレビやパソコン、スマホを仕事以外にも手放せない | 1 | 3 | 5 |
| 16 | 睡眠は1日5時間以内、または9時間以上だ | 1 | 3 | 5 |
| 17 | 寝ている最中、呼吸が止まっていると感じることがある | 1 | 3 | 5 |
| 18 | 休みの日は、昼前くらいまで寝ていることがある | 1 | 3 | 5 |
| 19 | 仕事も生活もすべて放りだして暮らしたいと思うことがたびたびある | 1 | 3 | 5 |
| 20 | 寝ても覚めても仕事や悩み事について考えている、何をしていても楽しいと思えない | 1 | 3 | 5 |
| | 計 | | | |

合計 □点 ÷ 20 ＝ 平均点 □点

# 食生活チェック項目

| | | はい | どちらとも言えない | いいえ |
|---|---|---|---|---|
| 1 | いつもついつい食べ過ぎてしまう | 1 | 3 | 5 |
| 2 | 3食きちんと食事をしない日が多い | 1 | 3 | 5 |
| 3 | バランスをあまり考えず、好きなものばかり食べる | 1 | 3 | 5 |
| 4 | 毎日お酒を飲む | 1 | 3 | 5 |
| 5 | お腹が空けば、夜23時以降でも食べる | 1 | 3 | 5 |
| 6 | 食事の時間はバラバラである | 1 | 3 | 5 |
| 7 | 間食をたびたびする | 1 | 3 | 5 |
| 8 | 極端に甘いものや辛いものが好きだ | 1 | 3 | 5 |
| 9 | 人に比べて早食いと感じる、よく噛まずに食べてしまう | 1 | 3 | 5 |
| 10 | 自炊はほとんどせず、買ってきた弁当やジャンクフードですますことが多い | 1 | 3 | 5 |
| 11 | 体脂肪が30%前後ある | 1 | 3 | 5 |

| | | | | |
|---|---|---|---|---|
| 12 | サプリや薬を常用している | 1 | 3 | 5 |
| 13 | ダイエットとリバウンドをくり返してしまう | 1 | 3 | 5 |
| 14 | 脂っこい食べ物が好きだ | 1 | 3 | 5 |
| 15 | 薄味より濃い味の方が好きだ | 1 | 3 | 5 |
| 16 | 食後にすぐ休んでしまうことが多い | 1 | 3 | 5 |
| 17 | よいと思ったら同じものばかり何日も食べてしまう | 1 | 3 | 5 |
| 18 | 水分を１日２リットル以上とる | 1 | 3 | 5 |
| 19 | 食事抜きのダイエットをよくする | 1 | 3 | 5 |
| 20 | 寝る間際でもお腹が空いていれば満腹まで食べる | 1 | 3 | 5 |
| | 計 | | | |

**合計**　□点 ÷ 20 ＝ □点　**平均点**

# あなたの健康座標軸

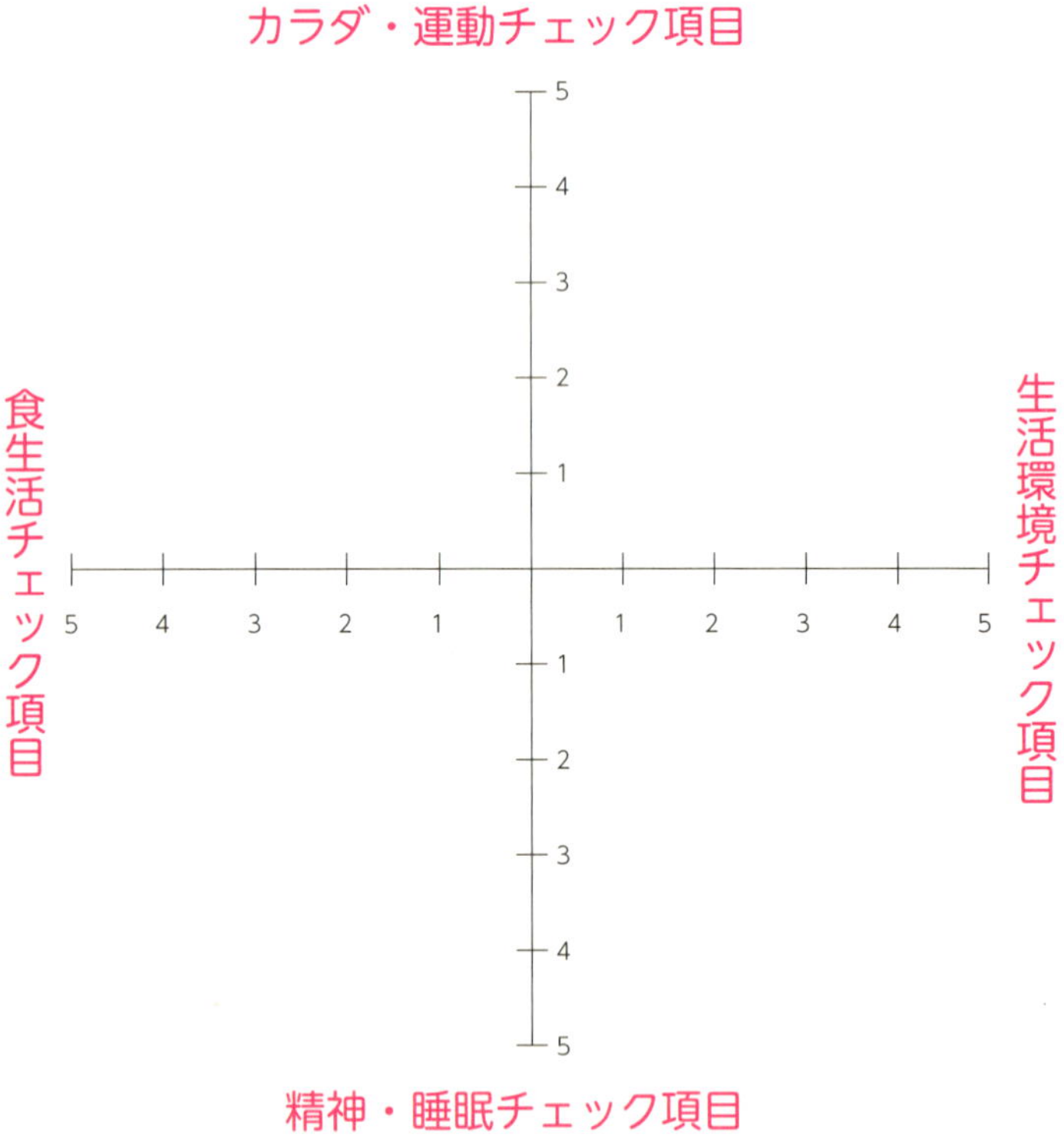


健康座標軸の書き表し方

4 項目のの平均点を算出したら、座標軸の当てはまるところに印をつけて、線でつなげます。

# 結果診断

「健康座標軸」の形が、きれいで大きな「ひし型」を示していれば、現在パーフェクトな健康状態が保たれたれているといえますが、形がイビツであった場合には、低い点数の項目を生活改善点として見直す必要があります。

「丸一日たっぷり温活」をつづけていけば改善されていきますが、ほかにも、心がけるとより効果の上がるアドバイスを挙げておきますので、参考にしてください。

①【体・運動チェック項目】が低い
[運動不足による代謝機能低下症候群]

簡単アドバイス
・運動が得意でない人は、普段の歩くときに意識して、両腕を大きく振り、大股早歩きをするよう心がけましょう。
・お風呂上りに屈伸をし、足裏を叩いたり、ふくらはぎのマッサージをしてむくみを解消しましょう。
・軽いストレッチなどをしましょう。
・日頃から、深く長い腹式呼吸を意識的に行いましょう。

②【生活環境チェック項目】が低い
[不規則な生活や仕事疲れによる血液・リンパ滞り症候群]

簡単アドバイス
・ 朝起きたらカーテンを開けて、朝日を浴びましょう。
・ 時には仕事を早く切り上げ、贅沢な食事や買い物を楽しみましょう。
・ リラクゼーションサロンや温泉施設、旅行などへ行って、リラックスタイムを設け、気分転換をはかりましょう。
・ 部屋やお風呂、トイレ掃除を徹底的に行なってみましょう。
・ 普段とは違うファッションや化粧にチャレンジしてみましょう。

③【精神・睡眠チェック項目】が低い場合
[体と心のバランス不調による、自律神経の乱れ症候群]

簡単アドバイス
・就寝時間はできるだけ一定にしましょう。
・ 夜の寝る前には、パソコン・テレビ・携帯などは控えましょう。
・ ゆっくりと湯船につかり、好きな本や雑誌を読むなどして、汗を出しましょう。
・ 休みの日には自然の多いところへ足を運んで、リフレッシュしましょう。
・ 安らぐ音楽や香りを楽しんだり、リラックス効果の高いハーブティーを飲んで気分を和らげましょう。

### ④【食生活チェック項目】が低い場合

### [食の偏りや食べ過ぎによる体内バランスの乱れ症候群]

簡単アドバイス

・夜遅い時間や、寝る直前の食事は控えましょう。

・よく噛んで食べ、腹8分目を心掛けましょう。

・野菜を多く摂り、栄養バランスを考えた食生活をしましょう。

・決まった時間に3食摂るよう改善しましょう。

・極端に甘いものや辛いものを摂るのは避けましょう。

★. ご自身の座標軸の形を把握するのは最初の1回のみにとどまらず、月に1度は「健康座標軸」による自己点検を行なって、生活習慣を整えていくことをおすすめします。

# あとがき

リラクゼーションサロンを開業しお陰様で、早や25年近くが経《た》ちました。

開業当時は、まだ可愛らしい高校生だったお客様。やがて結婚してお母さんになられて、今や子育てに奮闘している人もいます。

また何年も妊娠を望まれて叶わなかった人が、久しぶりに来店されたらその後、不意に赤ちゃんに恵まれたというエピソードもあります。

私は、皆様の大切なお身体を癒すお手伝いをさせていただく中で、妊娠という大きな課題に小さなスパイスをお配りさせていただくことで、日々幸せを共有させていただいております。

これまで培った経験から、体が温まり代謝がよくなれば、自然と心が和《なご》み、子宮のふかふかな布団に待望の赤ちゃんが導かれるということを薄々認識し始めてます。

これを読まれた方も、妊娠体質になる体の温め方をぜひご参考にされ、妊娠の成功を強く信じ実現させてください。

小野里　勉

［著者］小野里 勉（おのざと つとむ）
アスカクリニカルサロン院長、一般社団法人「リンパケアリスト協会」特別顧問、アスカクリニカルアカデミー学院長。日本の伝統芸能である「能楽」演者の家系に生まれ育つ。幼少の頃より観世流シテ方、幸流小鼓方として能の舞台に立ち、マナーの厳しさや「気」の重要性を体現。大学卒業後、放送・テレビ関係の会社を経て独立。さまざまな映像制作に携わる中、健康・美容分野の仕事に出会い、その重要性に魅了され、身体と心、東洋と西洋のヒーリングスキルを学ぶ。リンパケアや美脚づくりのテクニックに定評があり、女優・モデルなどのファンも多い。独自の癒し法で、施術をベースにテレビ・雑誌などでも活躍中。妊娠に役立つ情報サイト「アスカ妊活・温活ラボラトリー」主宰。著書は、「靴に入れるだけ！インソールダイエット」（マキノ出版）、「リンパを流す！カッピングダイエット」（主婦の友生活シリーズ）、「魔法のインソール」（実業之日本社）ほか、累計１５冊以上７０万部以上にも及ぶ。

［監修］中川 浩次（なかがわ こうじ）
平成２年自治医科大学を卒業後、徳島大学医学部産科婦人科で生殖医療の基礎を学び、国立成育医療センター不妊診療科で不妊治療、腹腔鏡手術を専門に行った実績を生かし、現在、杉山産婦人科生殖医療科においてさらなる充実した生殖医療を提供している。
日本生殖医学会生殖医療専門医、日本産婦人科内視鏡学会技術認定医。

# 妊娠体質《にんしんたいしつ》になる体の温《あたた》め方《かた》

## 妊活《にんかつ》のための生活習慣《せいかつしゅうかん》・食生活《しょくせいかつ》・マッサージ

2017年5月9日　初版第一刷発行

著　者／小野里勉
監　修／中川浩次
発行者／岩野裕一
発行所／株式会社実業之日本社
〒153-0044　東京都目黒区大橋1-5-1　クロスエアタワー 8階
電話（編集）03-6809-0452　（販売）03-6809-0495
振替　00110-6-326
実業之日本社のホームページ　http://www.j-n.co.jp/
印刷所／大日本印刷株式会社
製本所／大日本印刷株式会社


ISBN978-4-408-45642-3（第一経済）